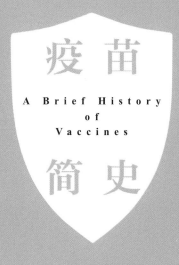

疫苗简史

A Brief History
of
Vaccines

典藏版

张文宏　王新宇　主编

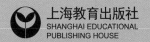

上海教育出版社
SHANGHAI EDUCATIONAL
PUBLISHING HOUSE

主　编

张文宏　王新宇

副主编

阮巧玲　周晛

参　编

刘其会　李仲华　杨清銮

前言

Preface

　　新冠肺炎全球大流行已有一年半，从目前全球的疫情控制情况来看，似乎尚未出现得到良好控制的迹象。自 2020 年末数款新冠病毒疫苗在多国先后获批授权紧急使用以来，全世界都把终止疫情流行的希望寄托在全球广泛接种新冠疫苗上。正因为如此，疫苗成为 2021 年最热门的名词，不同新冠疫苗防护效果的对比、疫苗安全性问题、疫苗相对禁忌症的把握、疫苗的接受度等都成了全社会热议的话题。对我们感染病领域的专业人士而言，科普与疫苗相关的知识，解答大众关心的疫苗问题，自然也成了传染病科普工作中的重点。

　　疫苗作为一种特殊的药物，既有药物共性的一面，比如在获得批准大规模用于人群接种前，必须通过双盲对照的临床研究来证明其有效性和安全性，又有其特殊性的一面，比如和治疗性药物相比，接受接种的都是健康人群，而且使用范围通常比治疗性药物大得多，需要更多地考虑安全性和生产成本。因为用于健康人群，所以安全性问题就变得更加严苛；因为大范围使用，所以即便不良事件发生率非常低，很多人也依然无法接受。关于疫苗的很多问题或许都源于此。

在这本书中，我们并不打算就事论事地介绍新冠疫苗本身，而是想换一种角度普及疫苗的常识。既然是常识，应该是具有普遍性的知识，在一定时间内不会被淘汰的知识。因此，我们会从历史上最早的疫苗谈起。

通过阅读，你将了解传染病曾对人类的生命与健康造成了巨大的威胁，而疫苗正是科学家们为了使人类更好地生存，在不同时期利用当时掌握的科学知识，结合在生活中积累的各种经验所开发出来并逐渐为大众所接受的；了解不同类型疫苗的演变历史，以及灭活疫苗、减毒活疫苗、组分疫苗、核酸疫苗的不同特性和不足之处；了解人类如何开发出针对天花、狂犬病、流感、水痘、黄热病、麻疹、结核、肺炎等十余种感染性疾病的疫苗，以及在这一过程中遇到了哪些挫折，又是如何克服的；还将了解新型佐剂、mRNA平台等疫苗开发的最新技术。

说到底，我们希望每一位具有独立思考能力的读者看完这本书后，能够了解疫苗是什么，从根本上对新冠疫苗的方方面面有所了解，并能运用自己的知识体系来判断其中的是非，而不是人云亦云。只有这样，你们才能正确认识疫苗，真正接受疫苗，从而为普及新冠疫苗接种、尽早构筑免疫屏障、尽快结束新冠肺炎全球大流行贡献一己之力。

现代疫苗的发展方向，就是用更安全、高效的技术手段预防更多威胁人类健康的疾病。从爱德华·詹纳发现牛痘可预防天花到天花被人类消灭，已历经近两个世纪，而新冠疫苗从问世到现在还不足一年。我们有足够的理由相信，新技术的运用必将使人类掌握和新冠病毒斗争的主动权，获得这场前所未有的战争的最终胜利。

本书在编写时参考了多种中外史料及论著，限于篇幅和体裁，未能在书中一一注出，谨向这些作者和出版者表示衷心的谢忱。

复旦大学附属华山医院感染科主任

国家传染病医学中心主任

2021 年 7 月

目录

Contents

疫苗简史

疫苗与病毒的角逐

安全与高效：疫苗的未来之路

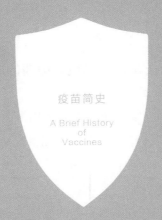

疫苗简史

A Brief History
of
Vaccines

历史上的疫情终结者

根除天花：一场载入史册的胜利

距世界卫生组织宣布在全球范围内消灭天花已过去40多年，如今我们在日常生活中已很难见到感染天花的幸存者，但每当谈起传染病和疫苗的历史，大多数人首先想到的还是天花。

这是一种由天花病毒引起的烈性传染病，困扰人类的时间至少有3000年之久，仅在20世纪就导致3亿人死亡，相当于平均每年死亡400万人。

说起天花，就不得不提牛痘，有人说牛痘是世界上最早的疫苗，其实不然。中国古代人民在很久之前就发明了自己的天花疫苗——人痘，人痘接种法也在消灭天花的历史上留下了光辉的一页。

人痘接种源自中国

天花是一种古老的疾病，无论是从古籍典册还是考古遗迹中，我们都早已发现了天花的踪迹。

我国最早关于天花病情的明确记录出现在东晋著名

医学家葛洪所著的《肘后救卒方》中。这是中国医学史上第一部临床实用手册，因可随身携带，被誉为"衣袖里的急救宝典"。书中记载道："比岁有病时行，乃发疮头面及身，须臾周匝，状如火创，皆带白浆，随决随生。不即治，剧者多死；治得差者，疮瘢紫黑，弥岁方灭，此恶毒之气。"意思是等到这个病流行的时候，疮发满头、脸和身体，不久就布满全身，就像火烧的创伤一样，都带有白色的液体，随时会脱落和生出来，如果不马上治疗的话，病重的大多都会死，治疗后病愈的人，留下紫黑色的疮痂，过了很久才会消失，这是很厉害的毒气。这与现代医学对天花临床表现的描述高度一致。

在和天花长期斗争的过程中，人们渐渐发现了它的秘密：第一，虽然天花是一种致命的疾病，但患者只要度过危重的急性期就能恢复健康，并且终身不再复得；第二，天花具有传染性，接触天花患者或其衣物都可能导致发病；第三，如果只是少量接触天花患者的痂疮，虽然也会发病，但病情并不严重。

基于上述认识，我国古代的医生开始尝试让健康的人主动接触天花患者，从而避免今后再次被感染，这就

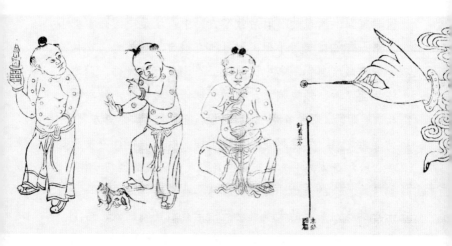

我国古代典籍中描绘的人痘接种法

是人痘接种的雏形。到了明清时期，我国的人痘接种法
逐渐成熟，常见的有三种方式：痘浆法，即将患者结痂
的脓液放入健康儿童的鼻孔；痘衣法，即让健康儿童穿
上患者的衣服；旱苗法，即通过银管将来自患者病程晚

期的干燥粉状的天花痂皮吹入鼻腔。接种人痘后的儿童会在大约 7 天内出现发热，多数症状轻微，但可获得永久的免疫力，终身不再患天花。

经过不断的改进，人痘接种法逐渐流传到印度和北非，进而传入欧洲和美洲。1700 年，英国皇家学会首次通过演讲公开介绍了来自中国的鼻内种痘术。1721 年，在英国皇室的赞助和皇家医生的指导下，来自伦敦纽盖特监狱的 6 名死囚接受了针刺人痘接种试验。当时的国王乔治一世承诺，如果他们接触天花患者后能够存活，将被免除死刑。结果试验效果非常好，这 6 名死囚均表现出对天花的抵抗力，并最终得到了特赦。

随后，人痘接种法开始在英国普及，但仍仅限于上流社会，因为当时的医学界认为这种做法风险过高，会伴有 2% 的死亡率、较低的严重发病率以及持续存在的传染威胁。

对当时疫病横行的中国古代社会来说，接种人痘或许是一种无奈之举。虽然充满不确定性，但作为牛痘出现前最有效的预防天花的方法，人痘接种法确实在全人类与天花的斗争中起到了至关重要的作用。法国哲学家伏尔泰就曾在其《哲学书简》中赞扬道："我听说中国人一百年前就已经开始这样做了（指种人痘）。被认为是天下最明智、最文明的民族做出的榜样，是可以作为有效先例的。"

"人痘""牛痘"一字之差

从现代医学的角度看，人痘说到底还是具有活性的或者说灭活不彻底的天花病毒，有可能让被接种的人丧命，所以当时接受这种方法的人并不多。而牛痘接种的出现彻底改变了这种局面。

在英国乡村，有人注意到挤奶女工因为在挤奶过程中接触了牛痘——一种主要感染牛群的疾病——便能够免受天花侵袭，而且她们中的大多数人皮肤光洁，没有天花留下的瘢痕。这时，一位划时代的人物——乡村医生爱德华·詹纳（Edward Jenner）出现了，他以当时只在乡村流行的关于牛痘对天花的预防作用的知识为基础，对该问题展开了一系列研究。

在英国皇家学会拒绝刊印其研究结果后，1798 年，

AN

INQUIRY

INTO

THE CAUSES AND EFFECTS

OF

THE VARIOLÆ VACCINÆ,

A DISEASE

DISCOVERED IN SOME OF THE WESTERN COUNTIES OF ENGLAND,

PARTICULARLY

GLOUCESTERSHIRE,

AND KNOWN BY THE NAME OF

THE COW POX.

BY EDWARD JENNER, M.D. F.R.S. &c.

———— QUID NOBIS CERTIUS IPSIS
SENSIBUS ESSE POTEST, QUO VERA AC FALSA NOTEMUS.

LUCRETIUS.

SECOND EDITION.

London:

PRINTED, FOR THE AUTHOR,

BY SAMPSON LOW, Nº. 7, BERWICK STREET, SOHO:

AND SOLD BY LAW, AVE-MARIA LANE; AND MURRAY AND HIGHLEY, FLEET STREET.

1800.

爱德华·詹纳自费印刷的历史性论文

詹纳自费出版了一本名为《在英国西部尤其是格洛斯特郡发现的一种称为牛痘的疾病之成因和效果的调查》的小册子。在报告中，他系统地介绍了 23 个病例，其中有些涉及一个以上的个体，有些仅基于二手信息，但都详细地记录了牛痘对天花的预防作用的流行病学和试验证据。

其中最有名的是第 17 个病例，主人公是一个 8 岁的男孩——菲普斯（Phipps）。詹纳先用挤奶女工的牛痘脓液对其进行接种，男孩表现出轻度感染的症状，随后很快就痊愈了。一个半月后，詹纳又用天花感染者的脓液再次对其进行接种，这一次男孩没有出现任何症状。

詹纳之所以被称为"免疫学之父"，并不是因为他第一个发现感染牛痘可以预防天花，也不是因为他不顾菲普斯的安危在其身上进行试验，而是因为他不仅观察到了现象，还系统地进行记录，总结观察结果，提出科学假说，然后通过干预性的试验验证了这一假说。这种系统的科学思维正是现代人类社会一直倡导的科学精神，而在与人类疾病斗争的过程中，詹纳是第一个这么做的，他通过发表自己的研究结果，传播了最终被称为

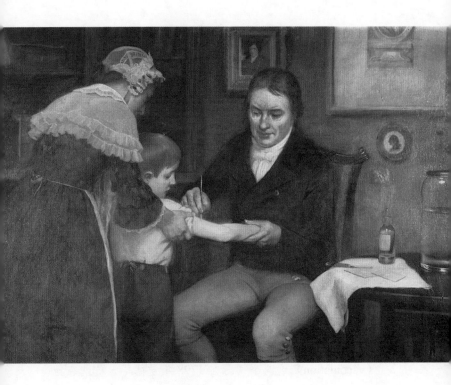

很多艺术作品再现了詹纳为小菲普斯接种的历史性一幕。

"疫苗接种"的概念，并开创了一个全新的医学领域——免疫学。

毫无疑问，与人痘接种相比，牛痘接种最大的优势是安全。由于牛痘病毒是天花病毒的近亲，毒性较弱，因此人类感染后可以产生免疫力，不仅能抵抗牛痘，还能抵抗天花，这就是我们如今常说的免疫力的交叉保护作用。

延伸阅读：什么是疫苗

疫苗是为了预防、控制疾病的发生或流行，用病原体（如细菌、病毒等）的成分或减毒的病原体等制成的可诱导机体产生特定性免疫力的生物制品。

英语中的"疫苗"（vaccine）和"疫苗接种"（vaccination）这两个词源自 1798 年爱德华·詹纳在他的论文标题中所提到的牛痘（variolae vaccinae）。"*vacca*"为拉丁文，意思是奶牛。詹纳发现人类接种牛痘后能抵御天花，天花因此成为第一种人类通过接种疫苗所消灭的传染病。1881 年，为了纪念詹纳，路易·巴斯德（Louis

Pasteur）建议将这两个词引申到当时正在开发的新的保护性疫苗。

从牛痘病毒到痘苗病毒

很快，牛痘就代替人痘成为人类预防天花的首选。但当大面积接种时，作为疫苗的牛痘痘液却不够用了，为此人们不得不故意在牛、羊、马等动物身上接种病毒，以获取更多的牛痘痘液。后来，随着疫苗生产从农场和个体医生转移到工业领域，人们通过对小牛、绵羊或水牛的表皮进行划痕接种，从含有脓液、血清和挤压淋巴液的皮肤刮屑中分离出病毒。

有意思的是，进入 20 世纪后，人们普遍接种的用于预防天花的疫苗已不再是詹纳最初使用的牛痘病毒，而是它的近亲——痘苗病毒。这种病毒来自正痘病毒家族，既不是引起天花的病因，也不是引起牛痘的病因。痘苗病毒的来源尚不清楚，科学家们推测或许是牛痘病毒在接种过程中和天花病毒发生重组后产生的，抑或是在对其他动物的痘科病毒进行病毒培养时，病毒为适应新的宿主发生了变异。不管怎样，痘苗病毒和牛痘病毒都为人们提供了强大的针对天花的交叉保护免疫力。

第一种被永久根除的传染病

截至目前，人类发现的传染病成百上千，成功开发出疫苗的不过 30 来种，但最终被消灭的只有天花，这是为什么呢？

首先，天花病毒非常稳定，从未出现因病毒变异导致疫苗失效的情况，这和导致艾滋病的人类免疫缺陷病毒（HIV）完全不同。

其次，人类是天花病毒在自然界的唯一宿主，因此一旦天花在人类中被消灭了，就相当于全球的天花被消灭了，不会出现因动物携带病毒再次感染人类造成天花重现人间的情况。

再次，人类获得了非常高效的天花疫苗——痘苗病毒，接种后的保护率非常高，并且终身无须再次接种。

最后，天花作为一种传染病，几乎没有亚临床感染，也就是无症状感染者的情况，因此鉴别是否感染相对明确。

鉴于上述原因，再加上杀伤力巨大，天花成了众矢之的。1967 年，世界卫生组织启动"根除天花强化计划"，

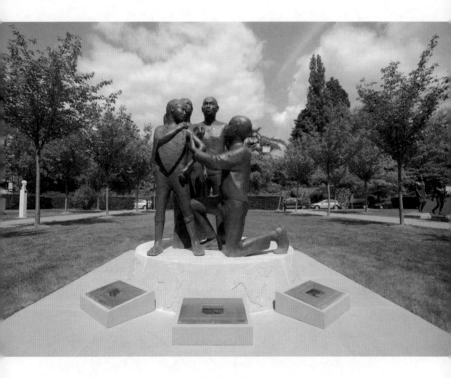

2010 年 5 月 17 日，世界卫生组织总部揭幕了一座雕像，以纪念根除天花 30 周年。

计划 10 年内在全球根除天花，但这个过程面临着一系列复杂、严峻的挑战。此前，即使有效的天花疫苗已使用了 160 多年，每年全世界依然出现了约 1500 万例天花病例。疫苗由谁生产，疫苗质量如何保证，疫苗如何分配和运送，如何组织现场接种，如何在最基层建立疾病监测和报告系统……可以说，只要有一个环节、一个地方出了纰漏，整个计划就功亏一篑。

幸运的是，在世界各国的不懈努力下，根除天花计划最终取得了成功。到计划结束时，根除计划已在全球范围内提供了数亿剂天花疫苗，并在很多天花流行国家从无到有地建立起疾病监测和报告系统。1980 年，世界卫生组织宣布天花已被彻底消灭。

天花是独一无二的，这体现在它不仅是第一种人类使用免疫接种的方法控制的传染病，也是迄今为止唯一一种人类通过自身努力消灭的传染病。回顾人类认识与防治天花的历史，可以发现要消灭一种病原体是多么困难——既取决于病原体本身的特征，也离不开全人类的共同努力。

巴斯德与首个实验室人类疫苗

狂犬病是一种历史非常悠久的传染病。和天花病毒只会感染人类不同，狂犬病毒可以感染绝大多数哺乳动物，人类只占极小一部分。狂犬病虽然传染性远不如天花，但造成的危害丝毫不比天花小——感染者一旦发病，病死率几乎为100%。直到一百多年前一位叫路易·巴斯德的法国科学家出现，这种可怕的疾病才变得可防可控。

巴斯德是世界公认的微生物学创始人，他的众多贡献涉及生活的方方面面，且被沿用至今，其中最广为人知的是他一生中成功开发了包括狂犬病疫苗在内的四种疫苗。2005 年，在法国举行的"最伟大的法国人"评选活动中，巴斯德名列第二位，仅次于戴高乐，足见他在科学领域影响之深远。

"意外"征服禽霍乱

凭借在工业化学及微生物学领域的卓越贡献，巴斯德在 55 岁前便已声名大噪。此后，巴斯德逐渐把兴趣和主要精力转移到疫苗和传染病领域，遵循的思路与詹纳相似，都是基于以下观察结果：对于有些传染病，例如麻疹和天花，人们一旦感染后可获得免疫力，不会复得。

巴斯德通过疫苗征服的第一种疾病是禽霍乱——一种在鸡舍中流行的禽类呼吸道疾病，可导致大量禽类死亡，对养殖业危害甚大。引起这种疾病的是一种细菌，虽然并非由巴斯德首先分离得到，但命名时采用了巴斯德的名字，现在被称为多杀巴斯德菌。

当时，这种细菌已经可以在实验室环境中生长，用培养到的细菌再去接种动物，依旧能够杀死鸡和兔子。然而1879 年的一天，巴斯德和助手休假后回到实验室，发现用培养了一个月——远远超出常规的培养时间——的细菌接种鸡时，鸡还是活蹦乱跳的，显然细菌"失效"了。更神奇的是，凡是接种了这种过期培养物的鸡，当再次接种高致命性的新鲜培养物时，全都安然无恙，而之前没有接种这种过期细菌的鸡却因无法抵抗新鲜培养物的接种死得精光。

如何解释这种现象呢？巴斯德敏锐地意识到一定是

这种细菌在实验室过长时间的培养中降低了毒力，而用毒力极弱的细菌给鸡接种，能使其获得免疫力。在随后的研究中他又发现，在密闭环境下培养的细菌能够维持原来的毒性，而一旦暴露在空气中，毒力就会在一段时间后降低。他把这种毒力逐渐下降的现象称为减毒。禽霍乱的疫苗，也是人类历史上第一种减毒活疫苗，就这样歪打正着地诞生了。

　　得益于丰富的实践知识和大胆的创新精神，巴斯德虽然不是医生，却在微生物学，尤其是免疫学领域作出了巨大的贡献。他 35 岁时研究酿酒技术，证实酒的产生是酵母的作用；43 岁时确立微生物致病理论，并发明了如今广为应用的巴氏消毒法；55 岁时迈出了治疗传染病的第一步，拯救了法国的养殖业、畜牧业。作为一名致力于解决实际问题的科学家，巴斯德并不认为减毒活疫苗的发现只是一个偶然现象，他曾经说过的一句话或许准确地诠释了这种巧合："在观察的领域中，机遇只偏爱那种有准备的头脑。"

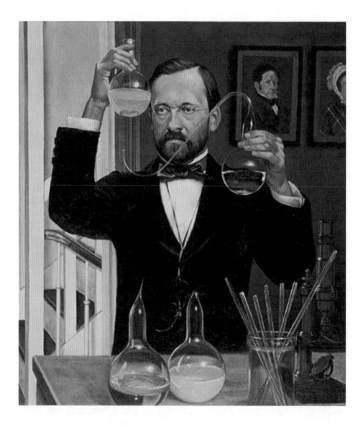

　　巴斯德证明，加热灭菌、化学灭菌或空气和水的过滤可以将有机物无限期地保持在无菌条件下而无任何微生物生长。

温度也能改变细菌的毒力

在拿禽霍乱小试牛刀后，巴斯德瞄准了另一种严重影响畜牧业的传染病——炭疽。当时，欧洲每年有数千头牲口因感染炭疽而死，尤其是绵羊。

1876 年，德国医生罗伯特·科赫（Robert Koch）首次分离出炭疽的致病菌——炭疽杆菌。巴斯德则拓展了科赫的工作，着重研究炭疽在动物中传播的途径。他发现死于炭疽的动物尸体被埋葬后，蚯蚓在土壤中的活动会将该区域泥土中的炭疽芽孢重新带回地表，芽孢随后又会感染在相同田地中放牧的动物。在这一发现的基础上，巴斯德的下一步是开发炭疽疫苗。有些人建议巴斯德使用灭活疫苗，因为他的竞争对手图卢兹兽医学院的教授图森（Toussaint）称，已使用热灭活的细菌制剂成功保护 4 只狗免受炭疽的侵害。但巴斯德基于防治禽霍乱的经验，坚持选择研制减毒活疫苗。

当时大家都知道炭疽可以杀死各种牲畜，除了鸡。巴斯德认为这可能和鸡相对较高的体温有关，进而推测高温可减弱炭疽杆菌的致病性，于是通过将培养物在较高的温度下进行培养（42℃—43℃下保持 8 天）

来制备疫苗。

　　这一次他又成功了。1881 年，巴斯德先后两次在公开试验中展示了炭疽疫苗的保护作用。到 1894 年，欧洲已有数百万只绵羊接种了巴斯德的炭疽疫苗，炭疽死亡率不到 1%。

首个实验室减毒人类疫苗内藏玄机

　　19 世纪 80 年代，巴斯德运用减毒的方法，针对另一种动物的疾病——猪丹毒，成功研发出第三种疫苗。然而对于他科学生涯中最彰显其天才和魄力的发现——狂犬病疫苗，巴斯德采取了一种并不完全相同的思路和方法。

　　19 世纪，狂犬病在欧洲广泛流行，主要感染的动物包括狗、狐狸和狼，被咬伤的人大多会在症状出现后的 5 天内死亡。

　　当时，科学家已发现狂犬病可在兔子中连续传播（潜伏期约 18 天），而如果将狂犬病患者的唾液接种兔子皮下，潜伏期将缩短为 4 天左右。1881 年，巴斯德和团队通过接种中枢神经和脊髓液，使兔子成功地感染狂犬病，这一发现表明：病原体不仅存在于唾液中，还存在于神经系统中。

1884 年，巴斯德加快了对狂犬病的研究。虽然受当时的条件限制，他并没有分离出狂犬病的病原体（现在我们知道狂犬病是由一种比细菌小得多的病原体——病毒所造成的），但他在日复一日的实验中发现，狂犬病在猴子中的连续传播会减弱这种病原体的致病性，表现为潜伏期变长，在兔子中的连续传播则会引起毒力更强的狂犬病，表现为潜伏期缩短。到 1885 年，狂犬病疫苗已初露端倪。

通过在兔子脑内接种并不断传代，巴斯德最终得到了一种致命的病原体，并将潜伏期缩短至 7 天。他从病死的兔子身上取出一小段脊髓，悬挂在无菌烧瓶里使其干燥，发现其毒力会逐渐变弱，15 天后毒力甚至完全消失。巴斯德还在实验中发现，如果狗反复接种这种干燥了 15 天的脊髓组织，即使在脑内接种致命的病原体，也不会再发病。巴斯德推测这可能是因为狗在之前的接种后已产生了具有保护作用的免疫反应。他先后使用了 50 条狗做实验，这按目前的标准看也称得上是大规模的研究了。

疫苗简史

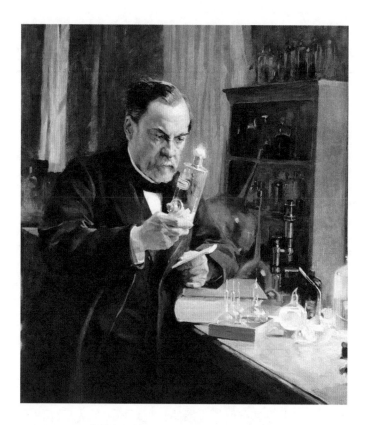

巴斯德在实验室观察放在瓶中干燥的兔子脊髓。

　　如果说狂犬病疫苗的开创性之一是利用动物的神经系统传代减毒，那么暴露后预防便是开创性之二。

　　巴斯德认识到，狂犬病的暴露——多数是被狗咬——是无法预料的，如果一个人能够在被咬伤后进行接种，并且在狂犬病的潜伏期结束前产生抵抗力，那么疫苗的效益无疑是最高的。这种看疫苗和病毒比赛谁更快发挥作用的思路极具突破性，但也受到许多来自权威认知、传统理论的质疑。

　　巴斯德第一次将治疗性疫苗应用于人类狂犬病是在 1885 年，患者是 9 岁的约瑟夫·迈斯特（Joseph Meister），他被一只疯狗多处咬伤，但尚未出现狂犬病的症状。巴斯德安排两名医生对迈斯特进行检查，医生们都认为他极有可能死于狂犬病，并建议使用巴斯德的试验性疫苗。

　　第一次接种时，迈斯特被狗咬伤已有约 60 小时。医生在他右上腹的皮肤内接种了干燥 15 天的兔子脊髓悬液，也就是减毒最多、毒力最弱的一种。在接下来的 10 天内，迈斯特又接受了 12 次接种，每次接种的疫苗因干燥天数逐渐减少，毒力变得越来越强，最后一剂脊

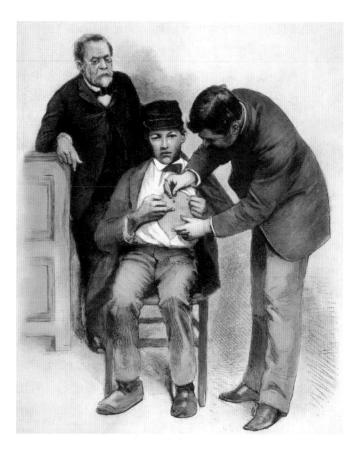

由于巴斯德不是医生，因此对人的接种必须请医生完成。

髓制剂仅干燥了 1 天。完成接种后，迈斯特在巴黎待了 3 周，并没有发病，安全回到家中。严格地看，由于并不是所有被动物咬伤的患者都会发病，即使是被确定带有狂犬病毒的动物咬伤，是否发病也与病毒的载量、伤口的大小等多种因素有关，因此很难评估针对天然狂犬病感染的疫苗功效。唯一可以确认的是，迈斯特在接种了毒力更强的狂犬病疫苗后，没有出现任何临床症状。他后来在巴斯德研究所担任保安，一直活到 64 岁。

　　迈斯特的接种如今看来是一件里程碑性质的事件，但当时还不足以使全世界认可巴斯德的人用狂犬病疫苗。直到 1885 年下半年，一个只有 15 岁的牧羊人朱佩勒（Jean-Baptiste Jupille）因为营救一群年幼的孩子被一只疯狗咬伤，随后被送到巴斯德处接种疫苗并完全康复。朱佩勒的英勇事迹引起了人们的关注，来自世界各地的被疯狗咬伤的患者蜂拥而至。到 1886 年底，已有 2000 多人接受了巴斯德的狂犬病疫苗接种，鲜有失败案例。1898 年，巴斯德研究所的年度报告显示，20166 名接受治疗的患者中有 96 例死亡，病死率为 0.5%，而未接种疫苗的病死率至少为 16%。

延伸阅读：为什么接种疫苗能预防传染病

我们可以这样描述病原体攻击人体的过程：病原体入侵—造成一定损伤—人体免疫细胞开始反应—免疫细胞识别病原体的特定部分（抗原）—免疫细胞产生针对性的抗体—新产生的抗体帮助摧毁病原体，或能产生特定抗体的免疫细胞存活下来，在下一次同样的病原体入侵时快速反应。

而疫苗就是一部分能刺激人体产生抗体（也就是我们常说的免疫力或抵抗力）的成分。由于这些成分基本没有攻击性，因此疫苗既不会像病原体那样对人体"造成一定损伤"，又可以促使免疫系统产生抗体。这样当真正的病原体入侵时，免疫细胞就可以快速反应，迅速杀灭病原体，保护人体了。

以往的疫苗都是在接种的基础上发挥作用，让人们对特定的病原体产生免疫力；巴斯德则在人们感染病原体后，也就是被疯狗咬伤之后才实施接种。原本用于预防的疫苗最终发挥了治疗的作用，这就是狂犬病疫苗的

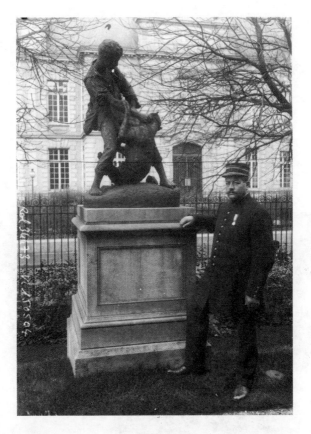

　　朱佩勒担任巴斯德研究所保安时与研究所外自己的雕像合影，雕像再现
了当年他为营救孩子与疯狗搏斗的情景。

与众不同之处。虽然巴斯德的狂犬病疫苗现在已被更安全、成熟的细胞培养灭活疫苗所取代，但狂犬病暴露后预防的做法沿用至今。希望大家牢牢记住：一旦被狗咬伤，越早接种越好，即使超过 48 小时接种仍然有效。

狂犬病毒呈子弹形，外壳为一层脂蛋白双层包膜，镶嵌糖蛋白。

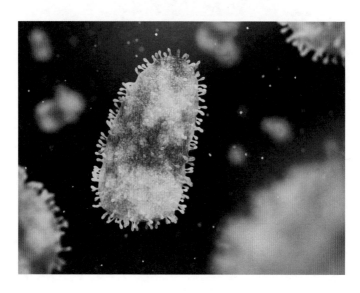

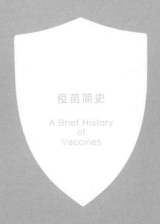

疫苗简史

A Brief History
of
Vaccines

疫苗技术的进阶之路

卡介苗的诞生：让毒力再弱一点

假如你穿越时光隧道，来到一百年后的某一天，发现每个人一出生就要接种 2019 冠状病毒病（那时一定不会称其为新型冠状病毒了吧）疫苗，你是否会感到很惊讶："已经过去了一个世纪，人类怎么还没征服这种传染病？"

类似地，一百年前的人们如果有机会穿越到今天，看到人人都在接种卡介苗，或许也会有类似的想法。卡介苗问世于 1921 年，它所预防的不是"卡介病"，而是有着"白色瘟疫"之称的结核病。当时的人们信心满满，认为结核病很快就能成为历史，但如今一个世纪过去了，结核病依然是世界范围内严重威胁人类健康的传染病。2014—2020 年，结核病是全球造成死亡最多的传染病，甚至超过了艾滋病。作为现有疫苗中最古老、全球使用时间最长的疫苗之一，为什么卡介苗无法阻挡结核病的蔓延？难道它没有效果吗？下面我们就带着这个疑问，从一张小小的邮票开始回顾卡介苗的诞生及之后一个世纪的风云故事。

中国邮票上的外国医生

1982 年 3 月 24 日，中国邮政发行了《罗伯特·科赫发现结核杆菌一百周年》纪念邮票，德国医生罗伯特·科赫从此成为继白求恩之后第二个出现在我国邮票上的外国医生。我们之所以纪念科赫，是因为他是被称为"微生物猎手"的那一代科学家们的鼻祖，他的发现鼓舞了科学界和医学界，为消灭世界上各种传染病作出了巨大的贡献。

为了更好地了解科赫发现结核分枝杆菌（简称"结核杆菌"）的重大意义，我们必须将这一事件追溯到结核病最早出现的时代。最新研究发现，结核病可能早在公元前 8000 年就在人类中以散发的形式存在。当人类逐渐过渡到相对稳定的农业社会后，聚居使结核病成为一种流行的传染病。从欧洲的中世纪开始，到文艺复兴时期，再到工业革命出现后的 19 世纪，人类结核病的负担剧增，并在 19 世纪后期达到顶峰，成为当时人类健康的头号杀手。随着工业化进程的不断推进，过高的人口密度和糟糕的卫生环境加快了结核病在欧洲城市的流行和传播。

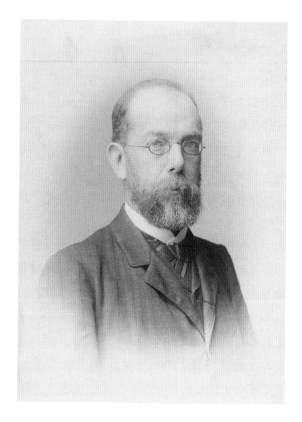

　　1843 年，罗伯特·科赫出生于德国一个贫穷的矿工家庭。5 岁时，他宣布自己借助报纸学会了阅读，这件事让他的父母感到震惊。而这一壮举预示着他今后的一些特点——智慧且坚韧。

后来，殖民者们又把该病从欧洲带到了美洲和亚洲。

当时的大多数人都认为结核病是因家族遗传或恶劣的空气引起的，但科赫确信该病由一种细菌引起且具有传染性。1882 年，他发表了关于结核病的发现，报告了这种疾病的病因是生长缓慢的结核杆菌。在 1882 年 3 月 24 日的柏林生理学会上，科赫这样说："当盖玻片暴露在这种染色液中 24 小时后，结节肿块中首次出现非常细小的棒状形态。进一步观察表明，它具有增殖和形成孢子的能力，因此与炭疽杆菌属于同一生物群……"

回忆起科赫的这次演讲，著名的化合物 606（也就是砷凡纳明）发明者保罗·埃尔利希（Paul Ehrlich）说道："在那次令人难忘的聚会上，科赫公开作了报告，这在人类应对重大传染病的历史上是个转折点，它为新世纪研究和控制疾病铺平了道路。科赫用清晰而简洁的语言，令人信服地阐明了结核病的病因，并提供了许多显微镜下的涂片和其他物证，每一个听到那次演讲的人都被深深地感动了。我不得不说，那一晚已成为我最重要的科学体验，深深地留在我的记忆中。"

3 月 24 日这天也因此被定为"世界防治结核病日"。

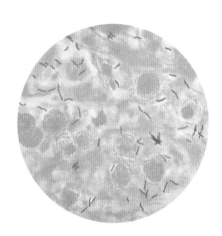

一张含有结核分枝杆菌的痰样本的显微镜照片

作为与巴斯德齐名的微生物学奠基人，科赫一直致力于追踪疾病的病原体，并取得了多项科学成就——首次发现了传染病是由病原菌感染造成的，首次证明了某种特定的微生物是特定疾病的病原体；发明了细菌平板培养技术和细菌照相技术，拍摄了第一张细菌的显微镜照片；首次发现了炭疽杆菌；首次分离了结核杆菌和霍乱弧菌；创立的科赫法则至今仍指导着人们防治、诊断、研究传染病。

2007 年 11 月，第 38 届国际肺部健康大会上发布了关于纪念科赫的报告："如果我们回顾那些对历史产生了巨大影响的伟人，罗伯特·科赫就是其中之一。我们记住他们，不是因为他们是谁，不是因为他们说了什么，也不是因为他们获得了什么头衔、奖章或荣誉。我们之所以能记住他们，是因为他们所做的工作。罗伯特·科赫真正将科学引入了结核病领域，他的事迹将永远流传下去。"

卡介苗的前身：驯化了的结核杆菌

自从科赫发现结核杆菌后，许多学者开始研究预防、治疗结核病的方法，卡介苗就是在这种背景下诞生的。作为目前唯一一种以发明者姓氏命名的疫苗，卡介苗的英文缩写（BCG）已被纳入大多数语言，其中 B 是杆菌的意思，C 和 G 分别是两位法国科学家——阿尔伯特·卡尔梅特（Albert Calmette）和卡米尔·介兰（Camille Guerin）的姓氏首字母。

卡尔梅特出生于法国尼斯，曾在远东、北大西洋和法属西非的法国海军担任医生。在身边人的印象中，他是如此"热情、善良和善解人意"，以至于当法国政府决定在印度支那建立三个巴斯德研究所时，路易·巴斯德提议由卡尔梅特负责西贡的那个研究所。在西贡工作期间，卡尔梅特主持了 50 万当地人的天花疫苗接种，开发了水牛作为牛痘病毒的生产来源，成功实施了狂犬病疫苗接种计划，并对霍乱和痢疾的暴发进行了调查。其中，他在西贡最重要的工作涉及对眼镜蛇毒及其减毒的研究，他也因此成功开发出第一种有效的抗蛇毒蛋白。

1895 年，卡尔梅特被任命为位于法国里尔的欧洲第二家巴斯德研究所的首任所长。他在这里度过了接下来的 24 年，并开始了有关结核病控制和疫苗预防的工作。卡尔梅特认识到新的研究需要动物专业知识，便在 1897 年将年轻的兽医介兰招入研究所。由于此前科赫试图将结核杆菌中提取到的结核菌素用作疫苗宣告失败，卡尔梅特和介兰决定借鉴当年詹纳通过接种牛痘病毒来预防天花的成功经验，将对人非致病性的来自动物（包括牛和马等）的分枝杆菌作为疫苗的原材料。

1904 年，卡尔梅特和介兰开始对从患有结核性乳腺炎的牛体内分离出的牛分枝杆菌进行研究。他们利用自己开发的特殊培养基，以 21 天为间隔，连续传代牛分枝杆菌。刚开始，牛分枝杆菌菌株的毒力是固定的，只

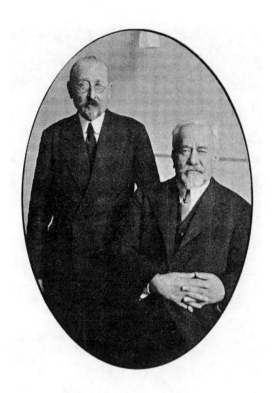

　　卡尔梅特（右）和介兰（左）在一起工作了 36 年，在理解和尊重的基础上建立了一种独特的关系。卡尔梅特是一位实干家，他提出了一些可行的假说，介兰对每个假说进行了严格的测试和验证。卡尔梅特曾记录说，介兰的专业素质和不懈努力应该被算作他们的研究可能为后世带来任何成功的基础之一。

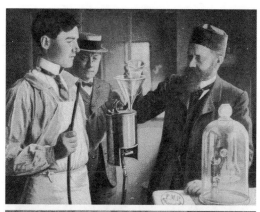

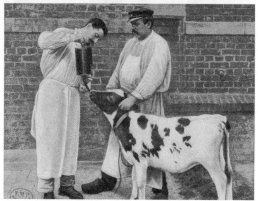

研究结核杆菌如何感染小牛消化系统的过程。上图：卡尔梅特博士在助手的帮助下填充喂食器。下图：喂食器通过胃管将结核杆菌投喂给小牛。

需 0.0001 毫克便可在 40—60 天内杀死一只豚鼠。他们发现在新的培养基上传代一年后，菌株的毒力略有上升，但随着接下来几年的连续传代，牛分枝杆菌的毒力逐渐降低。传到 39 代时，该菌株已经无法再杀死动物了。

1908 年 12 月 28 日，卡尔梅特和介兰向巴黎科学院提交了一份题为《牛分枝杆菌的新品种：在保持其抗原性的同时对其毒力进行了固定衰减》的论文，宣布他们获得了"新的结核杆菌品种"，可用作预防结核病的疫苗。此后，这种被卡尔梅特和介兰人为减毒的牛分枝杆菌便以两人名字命名，称为 Bacille Calmette-Guerin，由这种驯化了的细菌制备的疫苗就是卡介苗。

信任危机是最大的灾难

不久，第一次世界大战爆发，卡尔梅特和介兰不得不中断对卡介苗的研究工作，后来他们花了很长时间才将卡介苗发展到临床应用。与目前的疫苗试验首先在成人中开展不同，最初的人类疫苗接种是在儿童中进行的。第一个接受接种的是一名新生儿，其家庭成员中有肺结核患者。1921 年，本杰明·威尔·哈雷（Benjamin

Weill-Halle）博士用小勺子给这名男婴喂食卡介苗，这一具有历史意义的时刻距今已有一百年。

在证明前 30 名接种疫苗的婴儿可获得对结核病的免疫力后，卡介苗的接种迅速扩散到整个法国乃至欧洲。1921—1926 年，5 万多名儿童接种了疫苗。据卡尔梅特的论文报道，接种疫苗的结核病接触者的结核病死亡率为 1.8%，而未接种疫苗的巴黎儿童的结核病死亡率则高于 25%。1928 年，在巴黎举行的国际联盟会议上，该疫苗被认为是安全的，具有一定的保护作用，或可以预防严重的结核病。

然而就在卡介苗获得普遍认可后不久，一场突如其来的灾难使其陷入信任危机，甚至一度被雪藏。1929 年，在德国港口城市吕贝克，252 名婴儿接种了巴黎巴斯德研究所提供的卡介苗，结果一年内有 72 人死亡，大多数孩子患上了结核病。随着吕贝克灾难的消息传遍世界各地，卡尔梅特和介兰成了众矢之的，卡介苗的使用也在随后几年停滞不前。尽管 1932 年德国专家调查证实这场悲剧的主要原因是当地实验室进行分装制备时，在卡介苗中混入了有毒的人结核杆菌，但这一事故大大影响了公众对卡介苗安全性的信心。直到第二次世界大战期间，

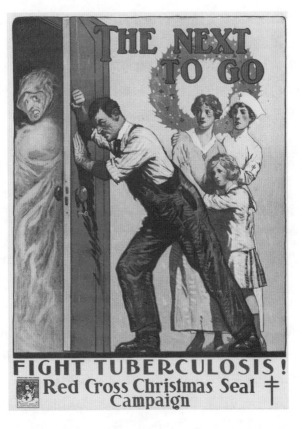

这是美国红十字会 1919 年宣传圣诞印章运动的海报，目的是为抗击结核病筹集资金。

由于结核病死灰复燃,卡介苗才得以再次被大规模使用。

在那段噩梦般的日子里,介兰一如既往地支持着自己的挚友,但这种压力还是对卡尔梅特的健康造成了伤害。1933年,身心俱疲的卡尔梅特在巴黎去世。介兰一直在巴斯德研究所从事卡介苗的工作,直到退休。

有效还是无效,这是一个问题

卡介苗对结核病的预防效果到底如何,一直是个备受争议的问题。有关卡介苗对儿童保护功效的早期评估表明,接种疫苗的受试者死亡率明显降低。但有人认为用儿童死亡率代表疫苗的效力,并不是一个很好的观察指标,因此近年来的研究都把结核病感染率代替死亡率作为终点。由于结核病感染率的评估受研究方法学、当地的分枝杆菌流行病学等多种因素的影响,据此得出的保护效果在不同地区差异很大,比如美洲印第安人和英国儿童中的保护效果有80%,美国东南部只有14%,因此很难用一句话来评价疫苗对全球结核病控制的影响。目前较一致的认识是,卡介苗可预防儿童约80%的重症播散性结核,以及成年人约50%的肺结核。也就是说,卡介苗对儿童播散性结核或重症结核有预防作用。

但是，卡介苗并不能阻止已经感染结核病的患者体内结核杆菌的再活动。举个例子，一个孩子如果小时候就感染了结核病，但没有出现症状，此时他处于潜伏感染的状态，而未来的某一天，可能是数十年后，一旦结核杆菌在特定的情况下"从沉睡中苏醒"，他就会出现结核病的症状。对从来没有感染过结核病的孩子来说，接种卡介苗的确有助于预防结核病；但对已感染结核病的孩子来说，无论是否已经发病，卡介苗都无法产生保护作用。正因为如此，卡介苗在保护曾受感染的成年人免于发病或防止结核病传播方面起不到什么作用。

鉴于卡介苗的保护作用有限，现代疫苗学家正在努力开发针对结核病的新方法。但到目前为止，卡介苗仍然是唯一可有效预防人类结核病的疫苗。它虽然不是征服结核病的终极解决方案，但仍是一种相对便宜、安全、可得的疫苗。一如科赫发现结核杆菌的开创性贡献，卡尔梅特和介兰耗时 13 年 230 次传代发明的卡介苗对预防结核病所作出的贡献也是不可磨灭的。

疫苗简史

A Brief History
of
Vaccines

"死"疫苗战胜黑死病

纵观人类历史，鼠疫这种烈性传染病曾出现三次大流行，每一次都对当时的世界造成了深远的影响。从公元541年的查士丁尼瘟疫到14世纪席卷欧洲的黑死病，

早期和晚期肺鼠疫患者

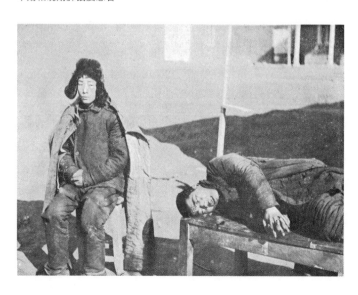

鼠疫一直是欧洲人挥之不去的梦魇。到了 19 世纪，鼠疫开始侵袭亚洲，高峰期是在 1894 年的香港地区和印度，以及 1910—1911 年的中国东北。

据记载，东北这场鼠疫最早出现在俄国境内，于 1910 年秋天经满洲里蔓延到哈尔滨。疫情暴发初期，哈尔滨每天平均死亡 50 余人，最多一天死亡 183 人。进入冬天后，这场因捕猎旱獭引发的灾难更是在中国穷苦百姓聚集地傅家甸彻底失控。不过，这场吞噬 6 万多人生命的瘟疫最终被一位名叫伍连德的中国医生成功扑灭，用时不到 4 个月，这在世界防疫史上堪称奇迹，他发明的防疫模式及工具也沿用至今。

百年前的"逆行者"

1910 年 12 月 24 日，哈尔滨火车站，就在人们蜂拥着登上火车准备逃离这座城市时，有两位年轻人却提着几件简单的行李逆行而来，其中一个戴着眼镜的圆脸年轻人就是伍连德，后被任命为东三省防疫总医官，另一个是他的助手林家瑞。

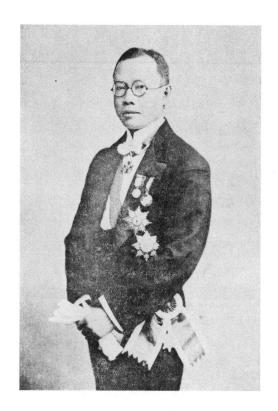

　　伍连德毕业于英国剑桥大学，是第一位华人医学博士，被认为是现代中国医疗服务和医学教育的第一人。除了抗击东北鼠疫之外，他还创建了北京中央医院，并说服洛克菲勒基金会出资建立了协和医学院和协和医院。中国的海关检疫制度最早也是在他的建议下建立起来的。

　　为了找到疫情的源头，伍连德刚到哈尔滨没几天，就冒着巨大的风险，来到傅家甸一家客栈，对刚刚死去的客栈老板的尸体进行了秘密解剖。在高倍显微镜下，伍连德发现死者的肺部组织、心脏组织和血液中都出现了大量的鼠疫杆菌，随后他又从旱獭身上发现了鼠疫杆菌，从而证实了先由旱獭传染人再由人传人的推断。

　　根据现场调查和检验，伍连德提出，在傅家甸流行的这场瘟疫不同于欧洲的黑死病，是可以通过飞沫传播的肺鼠疫。"传染通过病人呕出来的大量血液一个接一个发生，能够阻止的办法只有严格地将病人从健康的人群中隔离开来。医护人员把嘴和鼻子都用纱布和棉绒遮挡起来，作为一种保护措施。"在伍连德的带领下，哈尔滨开始加强检疫，阻断交通，隔离疫区，全面消毒，所有防疫人员和老百姓都戴上了他设计发明的口罩。他还"冒天下之大不韪"，对所有尸体采取了火化处理。事实证明，火化尸体最终成为此次疫情的转折点。"在哈尔滨傅家甸，最后报道的鼠疫病例是在 1911 年 3 月 1 日。"伍连德在自传中写道。

　　1911 年 4 月，万国鼠疫研究会在奉天（今沈阳）召开，来自英、美、法等 11 个国家的多位著名医学家参加了此次会议，32 岁的伍连德担任大会主席。会上，伍连德提出了"肺鼠疫"学说，从此开创了腺鼠疫、肺鼠疫、败血症型鼠疫等分型。他亲手设计的"伍氏口罩"也广受好评："伍连德发明之面具，式样简单，制造费轻，但服之效力，亦颇佳善。"

我国近代思想家梁启超在回顾晚清以来的历史时曾说："科学输入垂五十年，国中能以学者资格与世界相见者，伍星联（伍连德，字星联）博士一人而已。"在那个既没有抗生素又没有磺胺药，经济、医疗卫生条件都无比落后的年代，伍连德凭借丰富的医学知识、严格按科学办事的精神和卓越的领导能力成功地扑灭了一场百年不遇的鼠疫大流行，挽救了成千上万人的性命。他所提出的戴口罩、控制交通、隔离疫区、加强环境消毒等疫情控制理念一直延续到现在。

被世界遗忘的疫苗先驱

如前文所述，第三次鼠疫大流行于 1894 年从香港开始，通过海路向全世界传播。在瑞士科学家亚历山大·耶尔森（Alexandre Yersin）发现鼠疫杆菌的基础上，很多学者开始研发人用疫苗，率先攻克这一难题的是乌克兰裔科学家瓦尔德玛·哈夫金（Waldemar Haffkine）。但与之前的爱德华·詹纳和之后的乔纳斯·索尔克（Jonas Salk）不同，这位疫苗先驱的名字似乎从未真正进入公众的视野。

哈夫金出生于一个犹太教师家庭。1889 年，俄国境内大规模的反犹主义浪潮迫使他离开祖国，跟随导师梅契尼科夫（Metchnikoff）来到巴黎的巴斯德研究所工作。他最初被巴斯德安排参与霍乱疫苗的研究。他研制的减毒霍乱疫苗在印度进行了较大规模的接种，尽管会产生严重的不良反应，但在一定程度上可预防霍乱的发生。

1896 年，另一种烈性传染病——鼠疫深入印度内地，席卷了孟买的贫民窟，其死亡率几乎是霍乱的两倍。当地政府向哈夫金求助，希望他能研制出鼠疫疫苗。据记载，哈夫金被安排在孟买格兰特医学院的一个临时实验室工作，实验室里有一个房间和一条走廊，工作人员包括当地的一名职员和三名未经培训的助手。"他没有

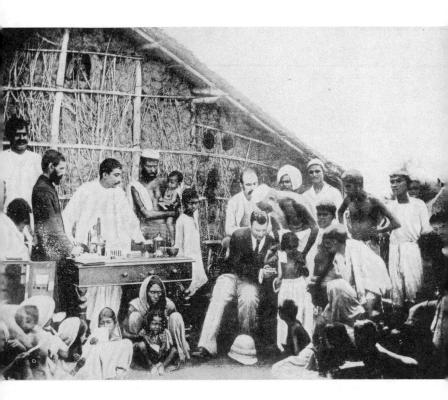

　　1894 年 3 月，哈夫金为加尔各答贫民窟的人们接种霍乱疫苗。他在人们早上上班前开始接种疫苗，并在他们晚上回来后，坐在油灯旁继续接种。

太多的空间、人力或设施，但这是他第一次独立工作，并拥有自己的实验室。"印度流行病学家钱德拉坎特·拉哈里亚（Chandrakant Lahariya）说，"他知道，以创纪录的速度开发鼠疫疫苗将使他成为那个时代的领先科学家。"

也许是因为时间紧迫来不及反复传代减毒，抑或是忌惮于鼠疫的强大致死性，哈夫金并没有沿用巴斯德最为擅长以及自己早先开发霍乱疫苗的减毒思路，而是将分离培养得到的鼠疫杆菌纯培养物在 70℃ 加热灭活了 1 小时，这就是最初的灭活疫苗。在用疫苗成功地接种兔子后，他又在自己身上进行了测试，确认除了发热和注射部位疼痛之外，并无其他不良反应。

1897 年，哈夫金在当地监狱的"志愿者"中对自己的鼠疫疫苗进行了一次小型对照试验，疫苗的有效性初步得到了证实。在随后四年，他为成千上万的人接种了疫苗，仅孟买就有 20 万人，结果非常理想。据统计，灭活疫苗不仅可以预防感染，还可以将受鼠疫影响的社区的死亡率降低近 50%，甚至可以降低接种疫苗时已处于潜伏感染期人群的死亡率。

德雷福斯事件再现

疫苗需求量的不断增长带来了生产规模的扩大。1901 年，哈夫金被任命为孟买鼠疫研究实验室的总负责人，手下共有 53 名员工，负责制备、分发鼠疫疫苗以及霍乱和伤寒疫苗。作为印度政府的科学顾问，他大力提倡用于预防细菌性疾病的疫苗，成为当地一位颇受欢迎的英雄。然而就在这时，灾难降临了。

1902 年 3 月，来自旁遮普邦穆尔科瓦尔（Mulkowal）的 19 名印度村民在接种了同一瓶疫苗后死于破伤风。所有证据似乎都表明，这瓶编号为 53N 的疫苗受到了致命的污染。印度政府委员会经过调查，认为疫苗封装瓶的灭菌程序有问题，哈夫金将原本通用的石炭酸灭菌改为加热灭菌。虽然加热灭菌已在世界领先的巴斯德研究所安全地使用了两年，但英国人并不认可这种方法。1903 年，调查委员会得出结论，擅自更改灭菌程序是疫苗被污染的根源。哈夫金因此被革职，回到了英国。

这件事发生在当时法国著名反犹主义冤案——德雷福斯事件之后，因此也被称为小德雷福斯事件，原因是它的主角哈夫金和法国军官德雷福斯都是犹太裔。后来，李斯特研究所重新调查了此事，并推翻了判决：他们发现当时一名助手使用了被污染的瓶盖，且未对其进行消毒，因此加热灭菌程序并不是导致疫苗被污染的原因。

1907年，被判无罪的哈夫金回到印度，原本满怀期望准备继续投入工作的他却被禁止测试或生产疫苗，穆尔科瓦尔灾难就这样在他的生命中留下了不可磨灭的烙印。1914年，哈夫金退休后返回法国，后来移居瑞士洛桑，在那里度过了他生命的最后时光。

姗姗来迟却又全心全意的认可

在威廉·辛普森（William Simpson）爵士的印象中，哈夫金"是一个彬彬有礼、和蔼可亲的绅士，甚至对那些反对他、攻击他的观点和工作的人也是如此；他非常坚定，能力非凡，充满热情，并且有一种不屈不挠的勇气，不会因失望而却步"。

虽然哈夫金经历了小德雷福斯事件，但他在疫苗学领域所作出的巨大贡献依然获得了公众的认可。1897年，英国维多利亚女王授予哈夫金爵士勋章，以表彰他在微生物学领域的杰出工作。1925年，位于孟买的鼠疫研究

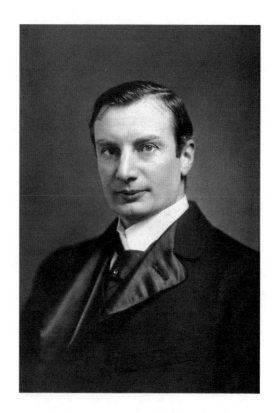

　　哈夫金于 1930 年在洛桑去世，享年 70 岁。犹太电报局发布的一份简短讣告指出，他的鼠疫疫苗"已在印度各地被采用"，他的实验室"向不同的热带国家发放了数千剂疫苗"。 讣告还引用了英国细菌学家约瑟夫·李斯特（Joseph Lister）勋爵的话，他称哈夫金为"人类的救世主"。

实验室更名为哈夫金研究所（Haffkine Institute），这也标志着他的声誉在印度逐渐恢复。

当得知实验室更名的消息时，哈夫金回信说："在孟买工作是我一生中最美好的时光……我祝愿研究所这一国家卫生组织蓬勃发展，并向全体工作人员致以深深的祝福。"后来，哈夫金研究所成为南亚和东南亚最大的细菌学和流行病学研究中心。

20世纪初期，随着"鼠—蚤—人"的传播方式逐渐确立，控制传染源（灭鼠、灭蚤）和改善公共卫生环境等措施有效地遏制了鼠疫大流行；在印度等地区，哈夫金研制的全细胞灭活疫苗显然也对疫情的控制作出了巨大的贡献。目前，临床上正在开发使用重组毒力因子蛋白的亚单位鼠疫疫苗，以应对鼠疫作为一种潜在的生物恐怖主义武器的威胁。与灭活的全细胞疫苗相比，亚单位鼠疫疫苗具有快速和高度免疫原性，并伴有较轻微的局部和全身副作用。虽然灭活的鼠疫疫苗如今已逐渐退出历史舞台，但作为世界上第一支腺鼠疫疫苗的发明者，哈夫金对抗击传染病的贡献不应被遗忘。

"超级助攻"让疫苗更给力

很多人心中都有一个英雄梦，或是叱咤赛场的急先锋，或是妙手回春的杏林圣手，或是抽丝剥茧的神探。虽然他们都是聚光灯下的绝对主角，但放眼望去，每个人的成功都离不开他人的帮助与支持。在人类与传染病的抗争史上，疫苗无疑是最具里程碑意义的发明之一，但它同样不是"孤胆英雄"，佐剂就是疫苗的好帮手之一。

"佐剂"（adjuvant）一词来源于拉丁语"*adjuvare*"，意思是"帮助"。现在，大多数人都已经明白了接种疫苗的原理是通过注射部分病原体，指示免疫系统对其产生持久的免疫反应，以保护人体日后免受感染，但很少有人知道疫苗中可有效诱导免疫反应的重要成分——佐剂。下面我们就来认识一下这位无名英雄。

神奇的"拉蒙调和物"

20世纪初，一个来自法国农村的年轻人在完成中学学业后，被阿尔福特兽医学院录取。从此，世界上多了一位伟大的兽医及生物学家——加斯顿·拉蒙（Gaston Ramon）。

1911 年，拉蒙加入了巴斯德研究所。1920 年，他拥有了一间简陋的实验室，并在这里进行有关白喉疫苗的研究工作。有一次，在试验一种新的白喉疫苗时，拉蒙偶然发现一些马在接种疫苗后，注射部位出现了严重的脓肿，但同时也产生了更强的免疫反应。这一现象引起了拉蒙的兴趣，为了促使这种情况发生，他开始尝试往疫苗里添加各种奇怪的东西，比如木薯粉、淀粉、琼脂、卵磷脂，甚至是面包屑。实验非常成功，一部分注射了含有以上"拉蒙调和物"的疫苗的马匹明显产生了更多的抗体，从而能够更好地抵御白喉。这就是最早的疫苗佐剂。不过当时科学家们并不清楚"拉蒙调和物"中真正发挥作用的成分是什么，直到多年后才发现只要含有铝盐，就能明显增强免疫效果。从此，关于铝盐佐剂在疫苗中应用的研究大幕正式拉开。

不是所有英雄都身穿斗篷，比如加斯顿·拉蒙。这位法国兽医因研发出白喉和破伤风疫苗而闻名于世，曾先

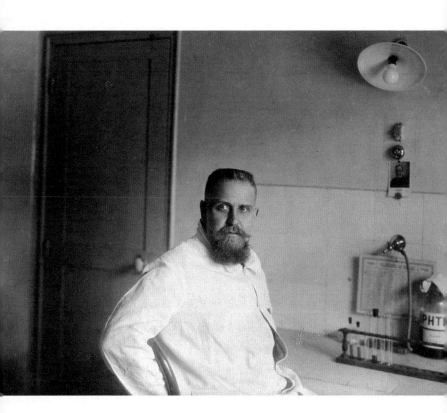

加斯顿·拉蒙的重要发现——疫苗佐剂，是现代疫苗的基石。

后被提名诺贝尔生理学或医学奖多达 155 次，却从未获奖。佐剂的发现不仅说明了科学是一步一个脚印稳步发展的，还证明了这样一个事实——看似简单的观察可以变成宏伟的发现，即使它们的影响一开始并没有得到广泛的承认。最初，尽管佐剂功效显著，但人们既不清楚它是如何起作用的，也不知道它为什么起作用，这导致大家对使用佐剂一直心存困惑，甚至引发了一些争论。幸运的是，科学技术以及人们对免疫系统工作原理的认识近年来突飞猛进，而这一切都要归功于那些"不穿斗篷的英雄"。

延伸阅读：疫苗中的"油盐酱醋"

佐剂是添加到疫苗中用以增强人体免疫反应的物质。一般来说，佐剂多用于灭活疫苗、亚单位重组疫苗，因为这些疫苗在制备过程中会丢失一些触发免疫反应的免疫学信息。如果把制备灭活疫苗或亚单位疫苗比作烹饪一道美味佳肴，那么疫苗的组分蛋白就是这道菜所使用的食材。优质的食材固然重要，但一道美味的佳肴同样离不开各种各样的调味品，制备疫苗的调味品就是佐剂。

盐：铝盐

就像绝大多数菜肴烹饪时都会加盐进行调味一样，铝盐是佐剂中最常见的一款。1925 年，加斯顿·拉蒙观察到，将白喉类毒素与其他多种物质（包括淀粉、植物提取物或鱼油）一起使用，可显著增强马对类毒素的抗体反应。一年后，英国免疫学家亚历山大·格兰尼（Alexander Glenny）通过使用硫酸铝钾或明矾，也观察到了类似的效果。此后，以明矾（疫苗界通常将氢氧化铝和磷酸铝称为明矾）为代表的铝盐便被用作许多人类疫苗的佐剂。如今，氢氧化铝或磷酸铝形式的铝盐是人类疫苗中使用最广泛的佐剂。

在所有佐剂中，铝盐创造了最长的安全记录——在过去 80 年里，人们使用了超过 30 亿剂含铝盐佐剂疫苗，副作用风险相对较小。

但明矾也有一些不足之处，尤其在针对寄存于细胞内的病原体和需要强烈的细胞免疫应答的病原体时作用有限。此外，由于冷冻可能会影响含铝盐佐剂疫苗的有效性，因此这种疫苗的保存及长途运输存在一定困难。

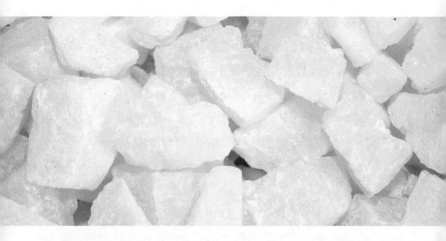

铝在地壳中的含量仅次于氧和硅。明矾中含有铝盐，有涩味。

油：乳剂

另一种用途广泛且历史悠久的佐剂是乳剂，它分为油包水和水包油两种形式。

油包水乳剂，一般指弗氏佐剂。弗氏佐剂是最早用作疫苗佐剂的乳剂，采用矿物油基油包水的方式。弗氏佐剂有两种形式：完全弗氏佐剂（CFA），包含矿物油、乳化剂和灭活的细菌、结核分枝杆菌；不完全弗氏佐剂（IFA），其成分与 CFA 相同，但不含细菌。

1953 年，美国曾使用含有弗氏佐剂的流感疫苗，在 18000 名新兵中进行了大规模的临床试验。遗憾的是，接种者注射部位出现明显结节，偶尔出现脓肿，疫苗最终被撤回。造成这个问题的原因是矿物油不可生物降解，因此后来弗氏佐剂再也没有被用于人类疫苗。

水包油乳剂，包括 MF59 和 AS03。水包油乳剂最初是作为油包水乳剂的替代品开发的，因黏度较低，更容易注射。20 世纪 90 年代，Chiron 公司利用角鲨烯开发了一系列水包油乳剂。MF59 和后来开发的大多数水包油乳剂都使用了角鲨烯。MF59 主要用于流感疫苗，可改善人体免疫反应以及与多种流感病毒株的交叉反应性。

延伸阅读：水包油乳剂撬动流感疫苗

合适的佐剂可大大提高疫苗的效率。以 H5N1 禽流感为例，由于这种病毒偶尔会在人与人之间传播，因此人们一直担心它会造成大流行。而一旦疫情大规模暴发，制备流感疫苗的抗原产能相对有限，疫苗将无法满足需求，因此人们迫切需要找到用最小的抗原剂量也能有效激发免疫反应的办法。此时，科学家们想到了加入佐剂MF59。结果证实，MF59能够以显著减少的抗原剂量——几乎只需原有抗原剂量的十二分之一——帮助人们进行免疫。

研究发现，当面向从未感染的人群时，水包油乳剂能够显著增强疫苗的免疫原性，从而减少大流行性流感疫苗的剂量。面向健康的成年人时，水包油乳剂在季节性疫苗中的效果则差得多。这说明这类佐剂对初次免疫很有用，但无法有效增强之前就已存在的免疫反应。

2015年初，加拿大批准了针对儿童人群（6个月至2岁）使用MF59佐剂的季节性流感疫苗（FLUAD Pediatric）。截至目前，该疫苗已在许多国家和地区获得许可，并表现出惊人的效果。葛兰素·史克公司的专有佐剂AS03也已用于流感疫苗，它与MF59相似，可增强免疫反应，包括角鲨烯、α-生育酚和吐温80等主要成分。

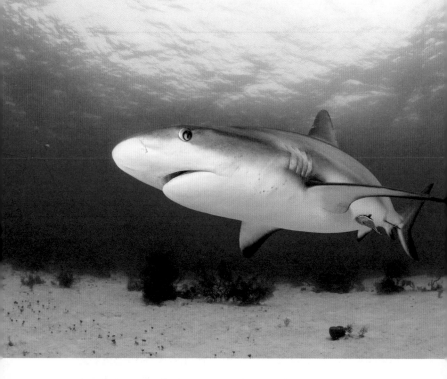

　　角鲨烯是一种提取自鲨鱼肝脏的天然油性物质。为了避免鲨鱼种群和数量受到威胁，科学家们一直在寻找动物来源之外的角鲨烯，例如植物角鲨烯。但迄今为止，只有鲨鱼角鲨烯的纯度才能达到人用疫苗生产的标准。

酱：TLR 激动剂

20 世纪以来，佐剂的发现和开发都是基于观察和实验，人们并不了解其作用背后的原理，直到 1996 年，科学家们在果蝇体内发现了 Toll 样受体（Toll-like receptors，TLR）家族，这是一类特定的感受器，在果蝇对真菌感染的免疫中起着重要作用。1997 年，美国免疫学家查尔斯·詹伟（Charles Janeway）发现人类 TLR4 能够激活与适应性免疫有关的基因。波尔托拉克（Poltorak）及其同事发现 TLR4 可识别革兰阴性细菌的主要成分——脂多糖（LPS）。此后，随着 LPS 及其衍生物被作为佐剂使用，人们对 TLR 激动剂在人体中发挥作用的分子机制有了更深入的了解。

醋：皂苷

皂苷是一类植物来源的天然产物，来自南美皂树（Quillaja Saponaria）树皮。自 20 世纪 70 年代以来，一种名为 Quil-A 的皂苷提取物被广泛用作兽用疫苗的佐剂。由于 Quil-A 皂苷非常容易与胆固醇结合，因此科学家们在此基础上开发出两种人用佐剂——QS21 和

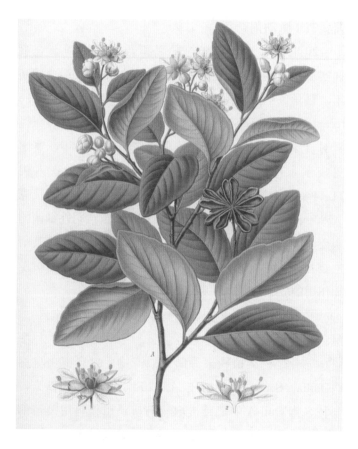

南美皂树因树皮可以提取含皂苷类物质作为清洗剂而得名。

ISCOM。

QS21 是一种从皂苷混合物中提取的活性成分，毒性较低，可增强对传统全生物疫苗和现代亚单位疫苗的免疫反应。

ISCOM（immune stimulating complex）即免疫刺激复合物，最早开发于 20 世纪 80 年代初期，具有多种佐剂的特性，目前已被证明优于大多数佐剂。配制到 ISCOM 中的抗原会诱导高强度且持久的抗体反应，而且所需的数量出奇地低。也就是说，加入这种佐剂后，只需要小剂量的疫苗，就能达到良好的预防效果。

新一代佐剂崭露头角

如今，全球的新冠疫苗接种如火如荼，很多国家都在努力研发更安全、有效的疫苗。其中，来自美国 Novavax 公司的新冠疫苗（NVx-CoV2373）的临床研究结果引起了大家的关注。III 期临床试验中期分析结果显示，NVx-CoV2373 保护人们免受新冠病毒感染的有效率为 89.3%，且严重医疗不良事件的发生率较低。另外，针对在英国和南非发现的新冠病毒突变株，这种疫苗也

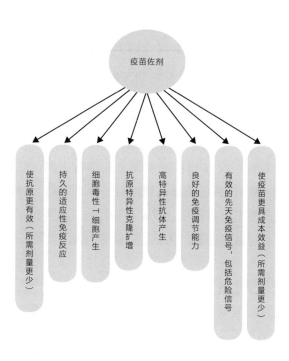

疫苗中佐剂成分的作用

分别具有 89.7% 和 48.6% 的有效率。为什么这款疫苗如此优秀？因为它不是一个人在战斗，其成分中含有的皂苷型 Matrix-M 佐剂，不仅可以增强人体的免疫反应，还能激发高水平的中和抗体。临床前的研究表明，与早期制剂相比，Matrix-M 不但有效佐剂活性显著增强，安全性也更高。

此外，Matrix-M 在抗寄生虫疫苗的研发中也已崭露头角。不久前，牛津大学的一个研究团队在国际顶级医学期刊《柳叶刀》上在线发表了评估疟疾候选疫苗 R21 的 2b 期临床试验结果。结果显示，该疫苗的有效率为 77%，大大高于迄今为止最有效的 RTS，S/AS01 疟疾疫苗。

延伸阅读：中和抗体是抵御病毒的主力军

有人认为只要体内有抗体就能抵抗病毒，其实没有那么简单。抗体发挥作用主要有两条途径：中和抗体与病毒结合，阻止病毒进入细胞，御敌于国门之外；非中和抗体与病毒结合，介导免疫细胞吞噬、清除病毒，杀敌于国门之内。由此可见，中和抗体通过阻止病毒入侵细胞来发挥保护作用，是发挥抗病毒作用的一支重要生力军。

　　总之，成功的佐剂好比斗地主拿到一手好牌还叫了个"超级加倍"，可以使疫苗如虎添翼——在未感染的人群中提供强大的启动反应，有效减少诱导保护所需的疫苗剂量；增加免疫反应的持续时间；增强免疫应答的特定功能，比如细胞介导的免疫；增加对可变抗原免疫反应的广度，从而实现更广泛的交叉保护；帮助反应较差的人群（如老年人和免疫抑制人群）增强免疫应答；并且能够在抗原供应有限的情况下节省抗原剂量。

百白破疫苗：绝命毒师"铁三角"

百白破疫苗是百日咳、白喉、破伤风联合疫苗的简称，涵盖了 20 世纪初发病率和死亡率都很高的三种感染性疾病。

1883 年，德国医生埃德温·克莱布斯（Edwin Klebs）在白喉患者咽喉采样的白膜染色涂片中发现了病原微生物。次年，普鲁士军医弗里德里希·勒弗勒（Friedrich Loeffler）培养分离出白喉棒状杆菌，并证明白喉的症状是由细菌在感染过程中产生的一种外毒素引起的。

1884 年，德国科学家尼古拉尔（Arthur Nicolaier）将破伤风与患者伤口中的厌氧菌相关联，并假设这种病是由毒素扩散引起的。1889 年，日本研究人员北里柴三郎率先培养并分离出破伤风梭菌。

百日咳杆菌的发现略晚于前两种细菌。1901 年，在巴斯德研究所工作的朱尔·博尔代（Jules Bordet）和奥克塔夫·让古（Octave Gengou）在百日咳患者的组织中首次观察到这种细菌。1906 年，百日咳的病原体被成功

"抓捕归案"。

当致病的原因浮出水面后，对这三种疾病的研究和治疗也就开始了。

抗毒素的发现和应用

在位于柏林的科赫传染病研究所，埃米尔·冯·贝林（Emil von Behring）与同事北里柴三郎发现，将亚致死剂量的破伤风毒素或白喉毒素注射到实验动物体内后可获得一种血清，能够预防和治愈其他动物的这种疾病。贝林把这种血清称为抗毒素，并推测它是细菌毒素主动免疫动物的产物，当注射到另一只动物体内时，这种毒素可通过被动免疫来保护它免受疾病的侵袭。也就是说，"被动转移"感染动物血液中的抗体，可以使新的动物产生对破伤风或白喉的免疫力。渐渐地，他们的实验对象从豚鼠发展到兔子、绵羊、山羊和马。1892—1893年，羊源抗毒素进入临床试验，显著降低了病死率。

随着人们对抗毒素的需求日益增长，商业化的大规模生产迫在眉睫，不过正式投产前还必须先解决两个问

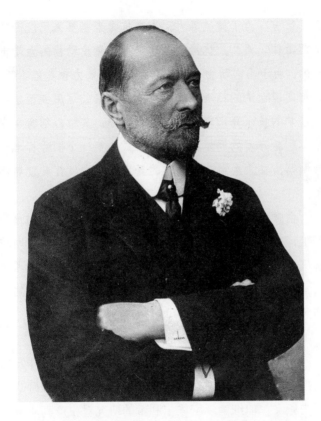

　　贝林 1901 年获得第一个诺贝尔生理学或医学奖。他是个才华横溢的人，以发现白喉和破伤风疫苗而闻名。在第一次世界大战期间，他的破伤风疫苗挽救了数百万伤员的生命。

题。第一，为了控制毒力，生产抗毒素需要采用统一的细菌毒株。第二，抗毒素是通过抽取免疫动物的血清得到的，由于不同动物存在差异，血清的效力也参差不齐，如何实现血清的标准化呢？所幸科学家们运用细菌学和免疫学的技术分别攻克了这两个难题。其中，细菌学家埃尔利希开发的原始标准化血清成为第一个国际标准参考制剂，在未来血清和疫苗的开发工作中发挥着重要作用。

白喉抗毒素不仅具有治疗价值，还具有一定的预防价值，破伤风抗毒素在患者症状发作后的治疗价值则较有限。20世纪初，研究发现破伤风抗毒素在伤口处理中很有价值，可以局部注射，以防止毒素从进入皮肤的破伤风细菌孢子中传播出来。

在19世纪的最后十年，贝林和北里柴三郎开发出治疗白喉和破伤风的血清疗法，这固然具有里程碑式的历史意义，但细菌学家埃尔利希的研究对生产高质量的白喉抗毒素也至关重要。最初的几年里，由于抗毒素剂量难以把握，血清疗法一直无法取得突破，直到1897

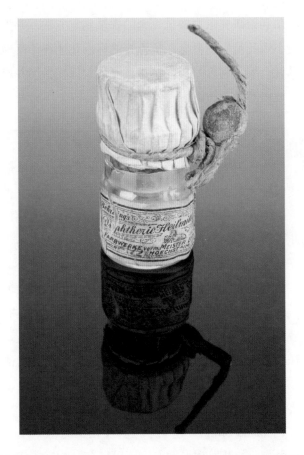

白喉抗毒素由贝林于 1891 年开发，他于 1913 年再次改进了生产工艺。

年埃尔利希研究出白喉抗毒素的含量测定方法，并提出
"最小致死量"的概念，抗毒素的标准化才终于落地。
可以说，埃尔利希是白喉抗毒素能够大规模生产并投入
临床使用的最大功臣。

"毒药"和"解药"一起给

作为一种被动免疫方法，抗毒素无法对人体形成
持续保护，且部分患者的免疫系统会对马的抗体产生反
应——这是一种威胁生命的副作用，也叫"血清病"。
为此，科学家们希望能开发出具有持久保护效果的主动
免疫制剂，也就是疫苗。

白喉毒素虽然致命，却可以诱导机体产生持久的抗
体。科学家们设想：如果在接种毒素的同时注射具有保
护效果的抗毒素，是否能既产生更高效力的抗毒素，又
不让人发病呢？从1897年起，白喉毒素和抗毒素的组
合被用于马匹的商业性抗毒素生产，事实证明这种混合
物比单独的抗毒素更有效。1909年，西奥博尔德·史密
斯（Theobald Smith）建立了一种实用的方法来平衡此
类混合物，使其发挥最大作用。1914年，白喉毒素—抗

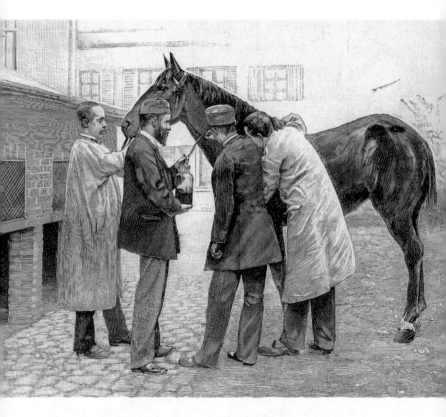

马是抗毒素大批量生产时代的主要血清来源。

毒素混合物开始用于疾病的预防。

类毒素的发现与改进

类毒素，顾名思义就是细菌分泌的毒素的一种弱化形式，虽然毒性减弱，但免疫原性保持不变。也就是说，类毒素能够引起保护性免疫反应，但不会导致任何由活性毒素引起的疾病。因此，类毒素是代替某些细菌毒素的绝佳选择。

19 世纪 90 年代后期，埃尔利希首先注意到了这种灭活的细菌毒素形式。1904 年，恩斯特·洛温斯坦（Ernst Lowenstein）和亚历山大·格兰尼成功运用甲醛（福尔马林）灭活的毒素对马进行了免疫。1907 年，西奥博尔德·史密斯证明类毒素可免疫豚鼠，并发现这种保护具有持久性，可能有助于人类预防疾病。

近 20 年后，亚历山大·格兰尼和巴巴拉·霍普金斯（Barbara Hopkins）通过甲醛的作用，偶然间将白喉毒素转化为类毒素。但是，一开始所得类毒素产品仍需要抗毒素来确保其安全性。同年，加斯顿·拉蒙通过甲醛和热灭活开发了一种实用的方法来生产白喉类毒素，并在没有抗毒素的情况下用它来诱导人体的主动免疫。由于白喉类毒素抗原性相对较弱，难以刺激人体产生高水平的抗体，拉蒙突发奇想，尝试在疫苗里添加各种成分，比如消毒后的木薯粉、钙、镁和铝盐、羊毛脂、高岭土及其他制剂，只为增强免疫原性，延长免疫时间。结果正如前文所述，这项被他描述为"有趣"的实验成功了。

1926年，格兰尼用硫酸铝钾或明矾沉淀了白喉类毒素，使其能在组织中长期存在并提供持久的保护，沉淀物包括氢氧化铝和磷酸铝的混合物。自此，铝盐作为最常用的疫苗佐剂登上了历史的舞台。后来，科学家们又对化学物质进行了多次改进，最终形成了今天的白喉类毒素疫苗。

破伤风类毒素的发展与白喉类毒素的发展相似。破伤风毒素—抗毒素混合物的出现，刚开始主要是为了对动物进行免疫。1926年，拉蒙和克里斯蒂安·策勒（Christian Zoeller)用破伤风类毒素对人类进行了免疫。几年后，铝盐佐剂的使用大大提高了免疫效果。

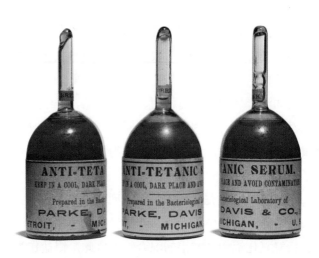

　　和白喉抗毒素一样，这些来自 Parke，Davis&Co. 公司的破伤风抗毒素也是在马身上生产的。

百日咳疫苗：受欢迎的"第三者"

　　与白喉和破伤风疫苗品种相对单一不同，早期的百日咳疫苗形式多样，大多属于全细胞疫苗，如各种通过热或化学物质灭活和部分解毒的细菌制剂，以及包括上呼吸道菌群中其他细菌在内的混合制剂。

1914 年，第一种百日咳疫苗获得麻省公共卫生生物学实验室的许可；白喉毒素和抗毒素的混合物于同年投入使用。1926 年，明矾沉淀的白喉类毒素获得许可。1937 年，破伤风类毒素获得许可。由此可见，百日咳疫苗比另外两种疫苗更早获得认可，那为什么要把它整合到白喉和破伤风疫苗中，制成大名鼎鼎的百白破疫苗（DTP，百白破疫苗的英文缩写，由白喉、破伤风和百日咳的英文首字母组成）呢？

首先，白喉和百日咳都是常见的儿童传染病，接种对象类似。其次，科学家们发现全细胞百日咳疫苗是有效的佐剂。与单独给药相比，DTP 中三种抗原的结合提高了类毒素的免疫原性。再次，铝吸附疫苗也进一步提高了百日咳疫苗的免疫原性，并降低了其相关不良反应的严重程度。也就是说，全细胞的百日咳疫苗可充当白喉、破伤风类毒素疫苗的佐剂，而用来沉淀类毒素的铝盐又能提高百日咳疫苗的免疫原性，减少严重不良反应。百日咳疫苗的加入，使一加二大于三，真正实现了三方"共赢"。面对这样的"第三者"，人类有什么理由不欢迎呢？

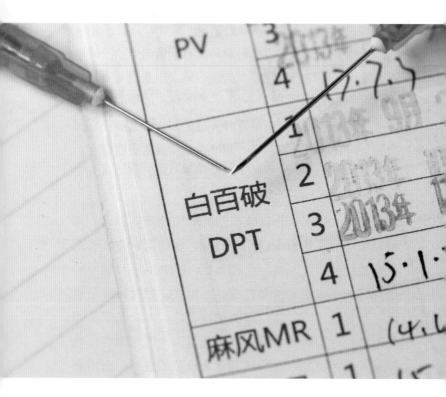

　　大名鼎鼎的"铁三角"百白破疫苗一箭三雕，为广大婴幼儿预防白喉、破伤风和百日咳这三种疾病作出了不可磨灭的贡献。

自带佐剂属性的全细胞百日咳疫苗

　　全细胞百日咳疫苗为什么会自带佐剂属性呢？如前文所述，佐剂的"四大金刚"——铝盐、乳剂、TLR激动剂和皂苷，是制备疫苗必不可少的"调味品"。既然全细胞百白破疫苗（DTwP，其中 wP 特指全细胞百日咳疫苗，即 whole-cell pertussis vaccine）中含有用于吸附沉淀类毒素的铝盐，那么全细胞百日咳疫苗中含有什么呢？

　　全细胞百日咳疫苗，是通过将完整的百日咳细菌菌体灭活后制备出来的，几乎包含所有的细菌成分。也就是说，全细胞百日咳疫苗中不仅包含我们需要的百日咳抗原成分，还包含细菌细胞壁的成分，如脂多糖，而前文已提到脂多糖正是 TLR4 的激动剂。因同时含有铝盐和脂多糖这两种不同的佐剂成分，DTwP 疫苗可以说是现代新型佐剂疫苗的前身。

无细胞百日咳疫苗闪亮登场

　　一方面，因为有了全细胞百日咳疫苗的加盟，DTP意外获得了佐剂属性；另一方面，全细胞百日咳疫苗因成分多样，纯度不足，无形中也造成了安全隐患。虽然科学家们经过严格的评估，并未发现疫苗与严重不良反应、婴儿猝死综合征、慢性脑病之间存在因果关系，但受到一些"疫苗相关事件"的影响，某些地区对百日咳疫苗的接受度急剧下降，一度几乎销声匿迹的百日咳卷土重来。唯一令人欣慰的是，这一系列事件进一步推动了亚单位疫苗策略的发展。

20 世纪 80 年代初，无细胞百日咳疫苗（acellular pertussis vaccine，aP）问世。与 wP 不同，aP 只包含特定的细菌成分，如经甲醛处理的毒素，可有效控制百日咳；并不含有脂多糖，因为脂多糖被认为是全细胞反应原性的罪魁祸首。目前，发达国家或地区通常将主要或唯一的百日咳疫苗与破伤风类毒素和白喉类毒素结合使用，也就是常见的 DTaP。当去除脂多糖等成分的无细胞百日咳疫苗闪亮登场后，随着疫苗带来的不良反应减少，佐剂的效应也会相应地减弱，但目前尚没有证据表明其功效出现了明显下降。

至此，大名鼎鼎的"铁三角"类毒素疫苗——百白破疫苗形成。如今，DTP 联合疫苗已成为人群中使用最广泛的疫苗之一。

　　百白破疫苗是现代新型佐剂疫苗的典范。世界卫生组织要求全球所有儿童进行百白破疫苗常规免疫，并维持在青春期和成年期的免疫力。要想保持这种水平的人群免疫力，就需要不断地为新生儿接种疫苗，同时为青少年和成人提供加强免疫接种。近年来，流行病学数据显示我国的百日咳发病率呈显著上升趋势，可见推动百白破疫苗的广泛主动免疫接种迫在眉睫。

从灭活到结合：升级换代的肺炎疫苗

每到秋冬季节，家里人就会互相提醒："记得多穿点衣服，别着凉，小心感冒，万一得了肺炎就糟糕了。"对许多人而言，肺炎并不是一种陌生的疾病。历史上，肺炎曾是威胁人类健康的头号杀手；即便医学发展到今天，重症肺炎的死亡率依然高达 30%—60%，而且患者年龄越大，基础疾病越多，死亡率就越高。面对来势汹汹的重症肺炎，医生们纵使拥有各种强大先进的医学武器，很多时候也只能爱莫能助。

致命的肺炎球菌

肺炎，顾名思义是肺组织中实质的炎症。绝大多数肺炎都由感染引起：当某种微生物侵入肺部时，机体便启动抗感染机制，最终由各种细胞、酶、细胞残骸、体液以及瘢痕组织组成的炎症混合物逐渐增厚，导致肺部发生实变——原本柔软、多孔且富有弹性的肺变得坚硬、紧密、失去弹性。一旦肺部变得坚硬，就无法将氧气输送进血流，患者就会死亡。或者即使部分肺炎没有影响氧气的交换，但肺部的细菌还可以通过肺血管壁进入血流中感染全身，同样造成患者死亡。

引起肺炎的病原体有很多，包括多种细菌、病毒、真菌等，其中肺炎球菌是最常见的致病菌。1881年，美国陆军军医斯滕伯格（G. Sternberg）从自己的唾液里首次分离出这种细菌，并接种到兔子身上，发现这种细菌是致命的。三年后，有研究人员证明这种细菌会在肺中飞快地繁殖并导致肺炎，肺炎球菌终于为世人所知。

在显微镜下，肺炎球菌是一种中等大小的椭圆或圆形的细菌，通常好几个连在一起，就像一条链子。不过，每个肺炎球菌一般只和另一个紧密相连，像两颗并排的珍珠，所以以前也被称为肺炎双球菌。如果暴露于阳光下，肺炎球菌90分钟内就会死亡；但在阴暗的房间内，它可以在潮湿的痰液中存活10天左右。人们偶尔也能在灰尘颗粒上发现它的踪迹。高致病菌株的肺炎球菌感染力很强，单枪匹马就能导致流行病的发生。

肺炎球菌肺炎是我们身边很常见的一种疾病，看似不起眼却十分凶险。对高龄、年幼、体弱、有慢性基础病或免疫力低下的患者来说，肺炎往往是"压死骆驼的最后一根稻草"，有时即便有了强有力的治疗方案，与肺炎斗争的过程依然是艰难而漫长的。因此，最好的办法就是接种肺炎球菌疫苗，把主动权掌握在自己手里。

第一代全细胞灭活肺炎疫苗

早在 1891 年，动物实验便表明，灭活的肺炎球菌可激发保护性免疫力，以抵抗强毒细菌的攻击。肺炎疫苗的首次临床试验于 1911 年在南非的金矿、钻石矿工人中进行。1912 年，洛克菲勒研究所的科学家们鉴别出三种常见的完全独立的肺炎球菌菌株，并将它们简称为 I 型、II 型和 III 型，其他不常见的则统统归为 IV 型。当用制备出的血清处理不同的肺炎球菌菌种时，他们发现血清中的抗体只与和自己相匹配的菌种结合。这种结合无须通过显微镜观察，在试管中就能清楚地看到——细菌与抗体形成了凝块。这个过程被称为"凝集"，是一种特异性检验。随着 1913 年相关科研文章的发表，科学家们认识到肺炎球菌具有抗原异质性，并发现针对

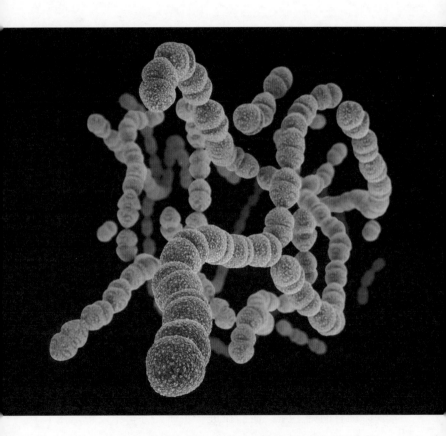

肺炎球菌多呈链状排列，因此也被称为肺炎链球菌。

肺炎球菌感染的保护性免疫与血清型相关联。

1918—1919 年的流感大流行和第一次世界大战的爆发，导致肺炎球菌肺炎发病率大幅上升。由于长途行军且居住环境拥挤，新兵们成为肺炎高危群体，同时也是测试肺炎疫苗的理想人群。研究人员在这些新兵中进行了肺炎球菌全细胞灭活疫苗的试验，发现大叶性肺炎的病例数果然减少了 30%，这给了科学家们极大的信心。1918—1919 年，全细胞灭活疫苗在美国军队中广泛使用，并从 1918 年起在南非的矿山投入常规使用。

然而，灭活疫苗有一个致命的缺点，就是免疫力的持续时间不够长。一些早期试验显示，这种疫苗的保护作用只有 2—3 个月。后来，人们猜测可能是因为疫苗诱导的免疫力降低了疫苗血清型的传播，引起其他血清型变成流行的优势株，从而降低了保护效果。

在诊治和研究细菌性肺炎的过程中，科学家们发现了一个奇怪的现象：同样是肺炎球菌，有的毒力强且致命，有的则不然。他们在进一步研究分析中发现，由 I 型肺炎球菌造成的肺炎最为常见，能将这种肺炎的病死率降低 50% 以上就是一个较大的进步。那么，是否能发明一种可针对不同血清型的肺炎球菌的疫苗呢？

　　洛克菲勒研究所的埃弗里（Oswald Avery）和多兹（Alphonse Dochez）注意到，一些肺炎球菌外面包裹着一层多糖外壳，就像 m&m's 巧克力豆表面那层硬硬的外壳。埃弗里把肺炎球菌称为"糖衣微生物"，这里的"糖衣"就是指荚膜多糖。随后的研究证明，荚膜多糖既是

m&m's 巧克力豆表面包裹着一层硬硬的糖衣。

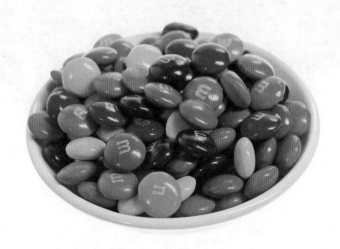

荚膜

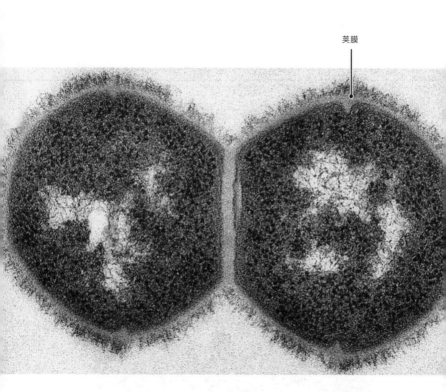

　　电子显微镜下的肺炎球菌照片，其表面的荚膜多糖既是主要的致病因子，也是疫苗的抗原。

肺炎球菌必不可少的毒力因子，也是其保护性抗原。因此，用纯化的荚膜多糖激发机体的免疫应答，为开发第二代肺炎疫苗提供了可能性。而且，多糖疫苗具有更好的耐受性，可将更多的血清型组合到真正的多价疫苗中。

延伸阅读：抗生素征服肺炎宣告失败

几乎在多糖肺炎疫苗开发的同时，具有划时代意义的青霉素和磺胺等抗菌药物出现了。

由于当时青霉素就是特效药，因此对肺炎球菌的血清学分型检测一下子失去了意义，实验室也渐渐放弃了这项检测。久而久之，医生们认为肺炎已被征服，无须继续使用疫苗。1954 年，两种原本已经获批的 6 价肺炎疫苗撤出市场。

但 20 世纪 50 年代，研究人员在对城市医院的肺炎球菌感染重新调查后发现，肺炎球菌感染的发生率并没有下降。这些感染者大多是老年人、慢性病患者或免疫功能低下的人，抗菌治疗几乎不能逆转他们的病情。此外，60 年代出现了对抗菌药物敏感性降低的肺炎球菌菌株，这说明抗菌药物的显著功效或许只是"昙花一现"。

人们原本寄希望于抗菌药物来征服肺炎的幻想破灭了。回过头来看，预防似乎仍是唯一的选择，人类不得不又回到寻找有效疫苗的老路上来。

多糖疫苗守得云开见月明

要重新开发肺炎疫苗，就需要了解哪些血清型最常引起感染。科学家们在对 3000 多个分离株进行检查后发现，一半的感染由 6 种类型引起，四分之三的感染由 12 种类型引起，八分之七的感染由 18 种类型引起。虽然这种等级顺序可能会随着时间的推移而变化，但这些类型作为最常见的感染原因是持续存在的。

研究人员首先将默克公司生产的多价疫苗在约 9000 名南非金矿工人中进行了试验。接种疫苗后，高危人群中的肺炎减少了 50%，这足以证明肺炎多糖疫苗的安全性和临床有效性。随后默克公司制备的 14 价疫苗于 1977 年获得许可，该制剂于 1983 年扩展到 23 价，直到今天还在使用。

1988 年 3 月，世界卫生组织在丹麦哥本哈根召集了一个技术咨询小组，建议所有老年人和高危人群（不论年龄）都接种肺炎多糖疫苗。

然而，随着接种人群数量的不断增加，多糖疫苗的缺点也逐步暴露出来。首先，保护期限不够长。一项大型研究表明，55岁以下的成年人在接种疫苗5年后，疫苗保护力有所下降，随着年龄的增长，保护力下降得越快。其次，引入多糖疫苗时，大家的注意力都集中在成人身上，很少考虑到幼儿。据估计，每年发展中国家有200万名5岁以下的儿童死于急性呼吸道感染，尤其是肺炎。在工业化国家，虽然肺炎致死率较低，但中耳炎是2岁以下儿童中最常见的肺炎球菌感染表现。由于多糖疫苗对婴儿的保护力很差，因此几乎难以预防中耳炎的发生。综上所述，人类迫切需要开发出更高效的肺炎疫苗。

结合疫苗登上历史舞台

多糖疫苗的"美中不足"呼唤着新型疫苗的补缺。多亏奥地利医学家、生理学家卡尔·兰德斯坦纳（Karl Landsteiner）发现了血清免疫的原理，人们才认识到非

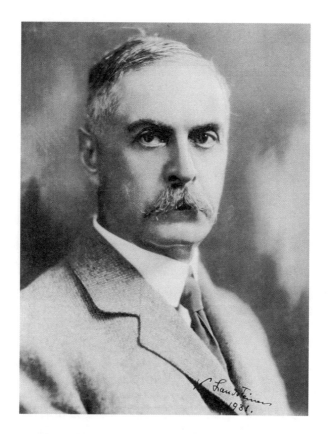

　　卡尔·兰德斯坦纳是第一位研究免疫物理过程的科学家。1930 年，他因发现了人类的 A、B、O 三种血型特征获得诺贝尔生理学或医学奖。

免疫原性配体（包括糖类）原本相对微弱的免疫原性可以通过与蛋白质的共价结合来改善。

兰德斯坦纳 1920 年的开创性研究影响了他在纽约洛克菲勒研究所的同事沃尔特·戈贝尔（Walter Goebel）和埃弗里，他们不断进行研究，最终证明与蛋白质结合的合成二糖（半抗原）可以诱发针对荚膜多糖反应的抗体，保护被病原体攻击的小鼠。但结合疫苗的研发难度极高，经过几代科学家的努力，直到 1992 年，多糖蛋白结合的技术才得以突破。此后，科学家们马不停蹄地开展了几种多糖蛋白结合疫苗的实验与测试。经过艰苦攻关，最终研发出的 7 价肺炎多糖结合疫苗于 2000 年获得美国食品药品监督管理局（FDA）的批准上市，成为全球第一个经过临床试验验证具有可靠效力的肺炎多糖结合疫苗，适用对象主要为 2 岁以下的婴幼儿。

从 1929 年埃弗里和戈贝尔证明荚膜多糖与蛋白质结合具有免疫原性，到 2000 年引入肺炎多糖结合疫苗来预防婴儿的肺炎球菌疾病，时间已整整过去 70 年。

2010 年，在 7 价结合疫苗基础上研发的 13 价肺炎多糖结合疫苗在美国获批上市。据统计，5 岁以下儿童接种该疫苗后，肺炎球菌疾病总发病率下降 64%，肺炎球菌性菌血症发病率下降 95.3%。目前，13 价肺炎多糖结合疫苗已在全球 165 个国家和地区广泛使用，并被 125 个国家和地区纳入免疫计划。世界卫生组织也将肺炎球菌性疾病列为需要"极高度优先"使用疫苗预防的疾病，并建议在全球儿科免疫计划中纳入肺炎结合疫苗。

21 世纪的今天，在拥有抗生素、抗病毒药物、吸氧以及重症监护病房的情况下，流感和肺炎仍位列美国第五或第六大死亡原因——每年都在这两个位置上变动，肺炎结合疫苗的出现为抵抗肺炎球菌肺炎提供了极为重要的武器。

从肺炎球菌疫苗的进展史中，可以看到科学家们从刚开始范围粗放到最后目标精准，每一段研发历程都充满曲折和艰辛，但每一个进步都离不开科学家对疾病本质了解的不断深入。除了肺炎球菌，目前还有很多致命的病原体让人类束手无策。即便现在我们已经拥有了较为成熟的疫苗研发理念，但根据不同病原体的特征研发具有针对性的疫苗，仍然是一个漫长而复杂的过程。

乙肝疫苗的进化史

相信大家对乙肝疫苗都不陌生，这是每个孩子出生时最早接种的疫苗之一，也是世界上使用最广泛的疫苗之一。作为预防乙肝的有效武器，乙肝疫苗是亚单位疫苗的代表。与灭活疫苗和减毒疫苗不同，亚单位疫苗并不是完整的病原体，仅包含致病性细菌或病毒的某些成分（这些成分是引起人体免疫反应的主要物质），因此亚单位疫苗从本质上就不具备感染人体、造成疾病的能力。那么，亚单位疫苗是怎么开发出来的，效果到底好不好呢？下面就让我们从乙肝病毒的发现开始，认识一下世界上第一支利用基因重组技术生产的亚单位疫苗——乙肝疫苗。

布隆伯格与"澳抗"的发现

乙肝病毒的发现源自一场意外。

1964 年，一位从事内科学和生物化学研究的专家巴鲁克·塞缪尔·布隆伯格（Baruch Samuel Blumberg）

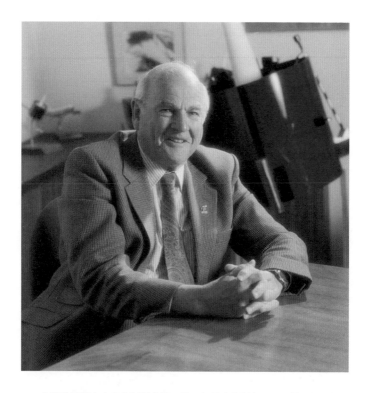

　　布隆伯格拥有丰富的科学生涯，他不仅是病毒学家，还是美国哲学学会主席、美国国家航空航天局（NASA）天体生物学研究所首任所长。这是他1999年在加利福尼亚州参加天体生物学研讨会的照片。

在纽约一名血友病患者的血清中发现一种异常的抗体，它能与澳大利亚原住民血清中的抗原发生反应。因为这种抗原来源于澳大利亚原住民，所以布隆伯格将其命名为"澳大利亚抗原"，简称"澳抗"。

人口研究表明，"澳抗"在健康的美国人群中很少见，但在白血病患者中却很普遍，因此布隆伯格怀疑白血病和这种抗原存在某种联系。而随后的流行病学调查显示，经常接受输血的白血病患者往往会患肝炎，他们体内的"澳抗"更为常见。如此看来，"澳抗"似乎与肝炎有着更紧密的关系。

最令人信服的观察结果来自布隆伯格对唐氏综合征患者的研究。这类患者的血液最初并无异常，但随后就被检测出含有"澳抗"，同时患者出现了肝炎的症状，这说明"澳抗"的出现和肝炎的发作几乎是伴随出现的。

紧接着，布隆伯格又提出一个问题：肝炎患者血清中的"澳抗"阳性率是否也更高呢？这一假设通过一系列检验得到了证实。

那么，"澳抗"究竟是病毒本身，还是只是病毒的一种成分呢？通过电子显微镜、动物传播研究和其他研

究，布隆伯格最终证实"澳抗"属于乙肝病毒的一部分，
"澳抗"后来被称为乙肝病毒表面抗原（HBsAg）。

至此，人类首次发现了乙肝病毒。随后，对血液进
行"澳抗"检测成为采血的一项重要内容，这一检测大
大降低了输血者感染乙肝的风险。1976 年，布隆伯格凭
借乙肝病毒和乙肝病毒致病机制的发现分享了诺贝尔生
理学或医学奖，他的生日 7 月 28 日也被世界卫生组织
定为"世界肝炎日"。

布隆伯格对为什么有些人更容易生病一直很感兴
趣，这个看似简单的问题把他带到了非洲的偏远村庄和
澳大利亚、北极地区，并引导他在 1967 年偶然发现了
乙肝。"他绝对是一个充满科学精神和智慧的冒险家。"
作为布隆伯格的亲密朋友和指导者，乙肝基金会主席、
病毒学家蒂莫西·贝勒克（Timothy Block）这样说。从
发现乙肝病毒的整个过程可以看到，虽然这只是一个偶
然事件，但布隆伯格却展现了一名优秀科学家极强的好
奇心和缜密的科学思维。

最早的亚单位疫苗

乙肝病毒的一个独特之处在于：在电子显微镜下观察，除了整个病毒外，在病毒携带者的血液中还发现了许多仅包含乙肝病毒表面抗原的球形和棒状颗粒。在某些携带者的血液中，这些颗粒占其血清蛋白总量的1%以上。科学家们立刻认识到可以通过提取这些颗粒来生产疫苗。

1969年，布隆伯格和同事米尔曼（Irving Millman）尝试从含有"澳抗"的血液中制备乙肝疫苗，这种疫苗要求含有乙肝病毒表面抗原的颗粒，但不含遗传物质核酸，无法在人体内复制，也就是我们所说的亚单位疫苗。然而，去除包括传染性成分在内的杂质是一个非常复杂的过程，受限于当时的生产工艺，科学家们还无法制备出合格的乙肝疫苗，因此直到十多年后乙肝疫苗才得以批量生产。

为了验证乙肝疫苗的效力，20世纪80年代初，波兰科学家沃尔夫·斯穆尼斯（Wolf Szmuness）及其同事组织了一系列疫苗现场试验，试验对象是纽约的同性恋团体。流行病学研究显示，同性恋团体的乙肝感染率

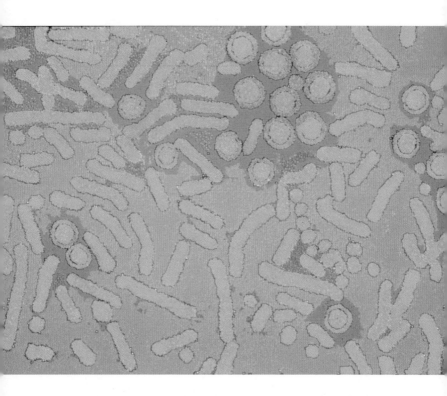

电子显微镜下的乙肝病毒颗粒（大球形颗粒、小球形颗粒和管形颗粒），
大球形颗粒又称 Dane 颗粒，是具有感染性的完整的 HBV 颗粒。

是普通人群的两倍，而在高风险感染人群中进行临床试验，意味着短期内从有效的疫苗中获益的可能性更大。最终，1083名从未感染过乙肝病毒的志愿者参加了此次试验，其中549人注射的是真正的疫苗，534人注射的则是安慰剂，分组名单要等到得出结果后才揭晓。疫苗分3剂给药：前两次相隔1个月，第三次相隔6个月。共有93%的志愿者接受了三次接种，最终数据令所有人信服。首先，疫苗的安全性得到了证实。其次，疫苗的有效性获得了认可。注射完第二针后，96%的疫苗接种者获得了具有保护作用的抗体（乙肝病毒表面抗体），而在安慰剂接受者中，这个数字只有2%—5%；疫苗组和安慰剂组的乙肝病毒感染人数也存在显著差异，分别为29例和93例。

这里可以发现亚单位疫苗有个特点，就是免疫原性不够强，需要多次接种才能产生令人满意的免疫应答，这也是乙肝疫苗需要接种3针，即0、1、6个月的原因。

基因技术赋能传统疫苗

从上文可知，最早的亚单位乙肝疫苗是通过从慢性乙肝病毒感染者的血浆中收集表面抗原颗粒生产出来的，这就是第一代乙肝疫苗。为了确保杀灭血浆中其他具有感染性的物质，美国默克公司的微生物学家莫里斯·希勒曼（Maurice Hilleman）对生产流程进行了优化，大大提高了血源性乙肝疫苗的安全性。但随着20世纪80年代艾滋病毒的全球流行，科学家们对血源性疫苗的安全性产生了一丝担忧，况且制备疫苗需要从感染者的血浆中分离得到，如何进一步扩大产量成了一大难题。

所幸随着分子生物学技术的飞速发展，乙肝疫苗不久就迎来了真正的春天。科学家们尝试利用基因重组技术，使乙肝疫苗中的亚单位——乙肝病毒表面抗原得以在其他生物中表达。该技术突破了制备疫苗需要人类血浆的局限，提供了几乎可以无限生产疫苗的潜力。也就是说，科学家们用人工合成的乙肝表面抗原代替了从感染者血浆中分离到的乙肝表面抗原，这种人造的表面抗原颗粒同样含有对免疫应答起重要作用的抗原。就这样，在基因工程技术的保驾护航下，乙肝疫苗升级换代，从亚单位疫苗变成了基因重组亚单位疫苗，也就是第二代乙肝疫苗，具有产量高、安全性高、易于存储和运输等优点。

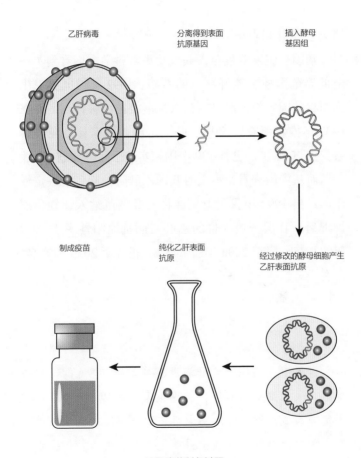

乙肝疫苗制备过程

消灭乙肝胜利在望

基因重组乙肝疫苗大获成功后，科学家们看到了在全世界范围控制乙肝蔓延的希望。1992 年，世界卫生组织将基因重组乙肝疫苗列入扩展疫苗接种计划，并在1997 年推荐所有国家将乙肝疫苗纳入国家计划免疫体系。到 2004 年，已有 129 个国家实施了此类计划。

而从中国来看，疫苗对我国乙肝防控起到了决定性作用。自 1992 年我国卫生部将乙肝疫苗纳入计划免疫管理后，我国一般人群的乙肝表面抗原阳性率由 1992年的 9.75% 降至 2006 年的 7.18%，再降至 2020 年的 5%左右。

延伸阅读：如何定义乙肝高、中、低流行地区

世界卫生组织把乙肝病毒感染率超过 8% 的国家或地区定义为高流行地区，把感染率小于 2% 的国家或地区定义为低流行地区，感染率在 2%—8% 的国家或地区定义为中流行地区。我国目前已由乙肝高流行地区水平降至中流行地区水平。

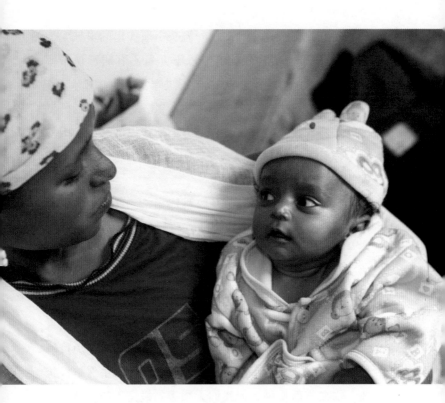

　　2020 年世界肝炎日的主题是"没有肝炎的未来"，重点是在母亲和新生儿中预防乙肝。

乙肝疫苗在儿童预防这一源头上所作出的贡献尤为突出。在 2006 年，我国 5 岁以下儿童乙肝病毒携带率就已达到 0.96%，到了 2014 年，进一步降至 0.32%。这一年，世界卫生组织为中国颁奖，以表彰中国在乙肝疫苗的推广和控制乙肝病毒传播方面所作出的努力。国外有专家认为："这个成果是 21 世纪全球公共卫生最伟大的成就之一。"

目前，在我国的计划免疫程序中，乙肝疫苗和卡介苗是每一个刚出生的健康婴儿需要最先接种的疫苗。

从乙肝疫苗的进化史中可以发现，疫苗的研制也是在不断进化和完善的，"没有最好，只有更好"，更完美的疫苗或许永远是下一款。以苛刻的眼光来评判，重组乙肝疫苗也并非十全十美，其中最大的缺点是免疫原性还不够强，有一小部分人在接种后不能产生保护性抗体，需要重新接种。但我们无须等到最完美的疫苗出现再进行接种，就像世界卫生组织和各国卫生部门所公认的那样，现有的重组乙肝疫苗已经足够优秀，目前并没有计划用新的疫苗来代替它。

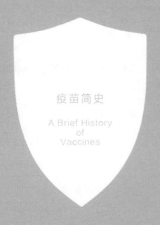

疫苗简史

A Brief History
of
Vaccines

疫苗与病毒的角逐

HPV 疫苗：滚蛋吧！肿瘤君

作为全球第一种用于预防肿瘤的疫苗，人乳头瘤病毒（HPV）疫苗自问世以来就成了社会关注的焦点。其中，9 价 HPV 疫苗因可预防 90% 的宫颈癌，受到不少年轻女性的追捧。据多家媒体报道，由于内地 9 价 HPV 疫苗预约火爆，供不应求，近年来很多人还专程前往香港接种，不少城市甚至开启了"摇号打疫苗"模式。

"一针难求"的"网红"疫苗

2018 年 5 月 10 日晚，小李发现自己预约注射 9 价 HPV 疫苗的香港诊所发出公告，称将暂停为已预约的客户注射疫苗，直至货源供应稳定。9 价 HPV 疫苗要求在一年内打完 3 针，此前小李已两次坐飞机去香港打针，6 月 2 日是最后一针的注射日期，她早已提前订好机票和酒店。眼看第三针的注射遥遥无期，小李又急又气："3 针全款已交，诊所单方面取消预约，这是违约。"

不仅香港的 9 价 HPV 疫苗供货告急，内地多个城市的 9 价 HPV 疫苗也是"一针难求"。继杭州萧山区之后，2018 年 11 月，深圳市卫计委决定效仿车牌摇号的方法，对 9 价 HPV 疫苗实行"摇号接种"。"之所以进行摇号预约，是因为前两个月的'抢苗大战'给服务器带来了难以承受的压力。"深圳市疾控中心的工作人员表示，摇号结果由计算机运算产生，因此每一位申请者中签的概率都是均等的。据悉，9 月 7 日，"深圳疾控"微信公众号首次开放 9 价 HPV 疫苗预约功能，预约总访问量就达到近 360 万次。到了 10 月，预约当日总访问量更是突破了 900 万次，网络一度陷入瘫痪，简直就像春运抢火车票、双十一下单。与庞大的疫苗需求量相比，疫苗的发放量则显得"杯水车薪"。8—10 月，深圳市 9 价疫苗每月的平均发放量在 600—1000 支。

与 9 价疫苗预约难、打针难的火爆程度相比，同样可预防宫颈癌的 2 价疫苗却一直少有人问津，这是为什么呢？其实 9 价疫苗的优势并不比 2 价、4 价大多少。早在 2017 年，世界卫生组织就明确指出：2 价、4 价和 9 价疫苗在免疫原性，以及预防 16、18 型 HPV（70%

的宫颈癌发生与这两种病毒有关）相关宫颈癌的效力和
效果方面并无差别，三种疫苗都可预防大多数的相关癌
症。但很多人不了解三种疫苗的根本差别，单纯地理解
为"价"越高越好，9 价 HPV 疫苗之所以成为"网红"，
主要原因便在于此。

HPV 疫苗背后的无名英雄

宫颈癌是一种严重危害女性健康和生命的恶性肿
瘤。刚开始，人们并不知道诱发这种疾病的元凶，一度
只能寄希望于体检筛查，以期早发现、早治疗，提高治
愈率。直到科学家们发现了 HPV 与宫颈癌的关系，这
种疾病才有可能从根本上得以预防。

研制 HPV 疫苗的最大难题是如何获得 HPV。为了
找到提取或制造 HPV 的方法，当时全球 2000 多名科学
家都在研究 HPV 与宫颈癌，但无一人能在实验室里培
育出 HPV 或获得 HPV 的纯基因组。没有病毒颗粒，研
发疫苗便只能流于空谈。直到一位中国科学家的加入，
HPV 疫苗的研发才终于取得了关键性突破。

周健，1957 年出生于杭州，本科毕业于温州医科

大学，后被邀请到剑桥大学肿瘤病毒实验室工作，从事HPV 的分子生物学研究。1990 年，受澳大利亚昆士兰大学的免疫学家伊恩·弗雷泽（Ian Frazer）教授邀请，周健前往澳大利亚进行与 HPV 疫苗相关的研究。

伊恩 · 弗雷泽和周健（右）在西雅图的 HPV 国际会议上。

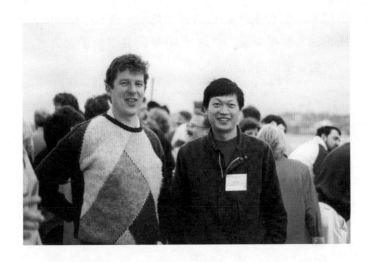

　　不同于其他科学家的研究思路，周健试图通过重组DNA 的技术，制造出外表类似 HPV 的蛋白质颗粒，代替HPV 在人体内激发免疫反应。他将现有的 L1、L2（HPV晚期蛋白、病毒壳膜的主要构成成分）表达纯化后放到同一试管里，合成了一种与 HPV 外形相似的蛋白质颗粒，这种"病毒样颗粒"可引起人体的免疫反应，但不会导致疾病。

　　"病毒样颗粒"的成功合成，为 HPV 疫苗的研制奠定了坚实的基础。1991 年 7 月，周健和弗雷泽教授在美国西雅图举行的人乳头瘤病毒国际会议上报告了他们的成果。大会主席哈拉尔德·楚尔·豪森（Harald zur Hausen）教授表示："这是 HPV 研究中的重大突破，一定会有灿烂的明天。"

HPV 是导致宫颈癌的罪魁祸首

　　宫颈癌是全球女性中第四常见的癌症，每年有约 53万例浸润性宫颈癌病例和约 26 万例宫颈癌死亡病例。特别需要警惕的是，这种原本高发于 45—55 岁妇女的疾病开始慢慢盯上了年轻女性，30 岁左右的患者从 20世纪 50 年代的 9% 上升到现在的 24%。

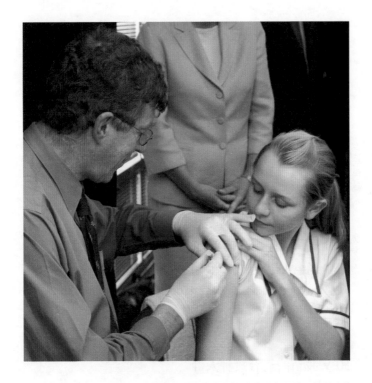

　　2006 年 8 月 28 日，在澳大利亚昆士兰亚历山大公主医院，伊恩·弗雷泽教授为一对少年姐妹注射了世界上第一针 HPV 疫苗。

HPV 是目前已知最小的 DNA 病毒，容易感染人类表皮和黏膜鳞状上皮细胞。这种病毒只能在活细胞体内繁殖，并会把自己的基因组整合到细胞的基因组中。20 世纪 70 年代中期，法国巴斯德研究所的杰拉德·奥特（Gerard Orth）和德国生物学家豪森证明了多种 HPV 与人类皮肤和生殖器病变相关。随后，科学家们通过进一步流行病学研究和实验室研究得出结论，超过 95% 的宫颈癌都伴有 HPV 感染。

目前发现的 HPV 家族共有 100 多名成员，它们主要分为两派：温和的低危型和凶残的高危型。低危型 HPV 通常只引起皮肤良性疾病。高危型 HPV 如 16、18、31、33 等则是诱发宫颈癌的元凶，会引起不规则阴道出血、性交出血等症状。

HPV 疫苗的适合接种人群

就癌症而言，预防胜于治疗，接种 HPV 疫苗就是预防宫颈癌最直接、最有效的方法。目前，HPV 疫苗共有三种：2 价、4 价、9 价。2 价疫苗主要针对最具杀伤力的 HPV16 型和 18 型。2016 年 7 月，2 价 HPV 疫苗

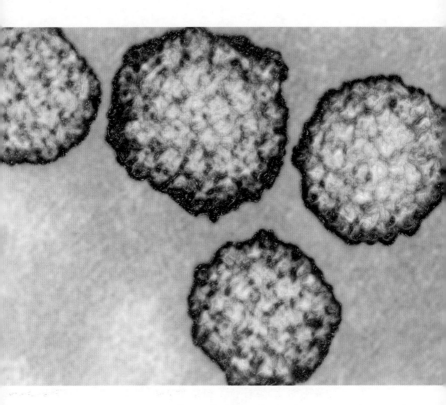

HPV 会导致大多数宫颈癌病例。

获中国食品药品监督管理总局的上市许可，成为国内首个获批的预防宫颈癌的 HPV 疫苗。此后，4 价 HPV 疫苗和 9 价 HPV 疫苗分别于 2017 年 5 月和 2018 年 4 月在我国获批上市。

2 价 HPV 疫苗	4 价 HPV 疫苗	9 价 HPV 疫苗
HPV16、18 型	HPV16、18、6、11 型	HPV16、18、6、11、31、33、45、52、58 型

我们必须认识到，HPV 疫苗是预防性的，不是治疗性的。也就是说，HPV 疫苗可以预防感染，但对已经发生感染的个体无效。以生殖器 HPV 感染为例，其主要传播途径是性传播，最关键的风险期是在性活动开始后不久。因为不同国家人群初次性行为的平均年龄差异很大，为了确保接种疫苗的人获得保护，应针对 9—14岁的青少年。从免疫效果看，青春期前接种 HPV 疫苗是最佳选择。据统计，3 剂量方案中，9—13 岁的青少年获得的抗体应答比 15—23 岁的女性高 2 倍。目前，在大多数国家（无论是发展中国家还是发达国家）中，12—14 岁的女孩都是公认的 HPV 疫苗接种的主要人群。

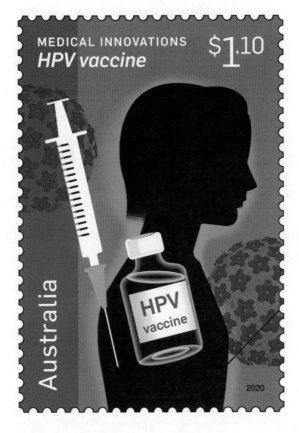

澳大利亚发行的这张邮票描绘了人类历史上第一个癌症疫苗——HPV疫苗。

两种脊髓灰质炎疫苗的"瑜亮之争"

在中国，很多孩子的童年记忆里都有一颗甜甜的糖丸，它能预防疾病，这种病就是脊髓灰质炎（简称"脊灰"），俗称小儿麻痹症，它是由脊灰病毒引起的，主要通过粪—手—口途径传播。90%—95%的脊灰病毒感染是无症状的，约4%的人会出现发热和非特异性症状，1%的人会出现瘫痪。

自20世纪50年代起，我国就有脊灰疫情定期出现的记录，控制脊灰成为新中国公共卫生工作的重点。在中国消灭脊灰的道路上，有一个人功不可没，他就是"中国脊灰疫苗"之父——顾方舟，也是孩子们口中的"糖丸爷爷"。

神奇的糖丸疫苗

1955年，江苏南通暴发脊灰疫情，全市1680人突然瘫痪，大多数为儿童，466人死亡。此后，疫情又迅速向上海、青岛等地蔓延，传播速度之快、范围之广令人闻之色变。

由于这种病无药可治，又没有疫苗，1959 年，33 岁的顾方舟临危受命前往苏联考察。据顾方舟夫人回忆，"派他去的时候是考察死疫苗，但他到了苏联一看，死疫苗不适合我们国情"。死疫苗要分 4 次注射接种，不仅价格昂贵，还要由专业人员操作，以中国当时的国力难以做到。后来，顾方舟得知有一种刚研发出来的脊灰活疫苗只需口服，使用方便，成本也只有死疫苗的千分之一，但因安全性尚未经过试验，还没有国家使用过。

没过多久，由顾方舟担任组长的脊灰活疫苗研究协作组就成立了，首批试生产疫苗也很快在北京诞生，并通过了动物实验。为了验证疫苗的安全性，顾方舟和同事们不仅以身试疫苗，还给自己的孩子们服用了疫苗。最终，所有服下疫苗的孩子安然无恙。1960 年底，正式投产的首批 500 万人份疫苗推广向全国 11 座城市，脊灰疫情流行高峰纷纷削减。

面对日益好转的疫情，顾方舟并没有放松警惕，因为液体疫苗在运输、保存、使用等环节有较高的要求，难以惠及广大农村和偏远地区。怎样才能制备出运输方便且孩子喜欢的疫苗呢？经过深思熟虑，顾方舟想出了滚元宵、用糖包裹疫苗的方法，"原理很简单，滚元宵或者包糖衣，没有高科技可言，但正是因为这种简单的技术，疫苗才得以在农村普及"。经过反复的研究与测试，顾方舟终于成功地研制出糖丸疫苗，并通过了科学的检验。从 1962 年起，一颗颗糖丸被运往全国各地，从而打开了在农村推广疫苗的局面。

2000 年，世界卫生组织证实中国成为无脊灰国家。在中国消灭脊灰证实报告签字仪式上，74 岁的顾方舟作为代表，在证书上签下了自己的名字。

2019 年 1 月 2 日，顾方舟在北京逝世。在生命的最后时光，他留下两句话："我一生做了一件事，值得，值得……孩子们快快长大，报效祖国……"

2019 年 9 月 17 日，这位为脊灰防治工作奉献了一生的老人被授予"人民科学家"国家荣誉称号。

2020 年 5 月 17 日，顾方舟被评为"感动中国 2019年度人物"。

虽然从 2016 年 5 月起，糖丸正式退出我国计划免

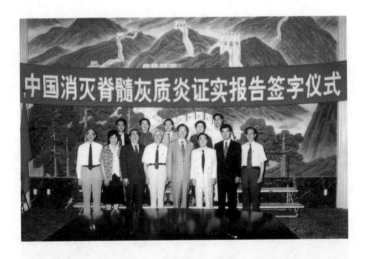

中国消灭脊灰证实报告签字仪式合影，前排左四就是"糖丸爷爷"顾方舟。

疫的历史舞台，但糖丸疫苗的诞生，依然堪称人类脊灰疫苗史上的点睛之笔。对于"糖丸爷爷"为孩子、国家所作出的贡献，我们更应该永远铭记在心。

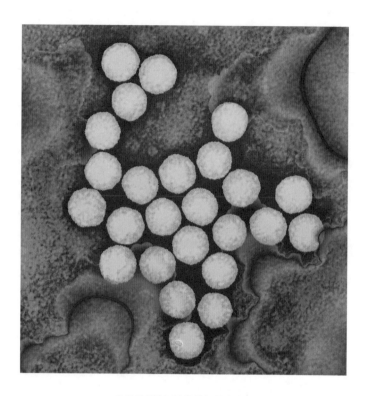

电子显微镜下的脊髓灰质炎病毒

黑暗的脊灰世纪

20世纪上半叶，欧洲、北美、澳大利亚和新西兰等先后成为脊灰重灾区。具有讽刺意味的是，脊灰的大流行是因环境卫生改善引起的。1900年以前，脊灰是地方病。大多数婴儿虽然在6个月大之前就感染了脊灰病毒，但因受到母体抗体的保护，并没有表现出症状，病例一般集中在6个月至4岁的儿童中，并能对这种疾病产生永久的免疫力。后来，随着很多发达国家不断开展社区卫生整治，包括改善污水处理和清洁水供应，人们在婴儿和幼儿期接触脊灰的机会较少，由此形成了大量易感个体，而推迟到儿童晚期或成年后的脊灰病毒感染因缺少母体抗体的保护，暴露后更容易出现麻痹，这就导致了脊灰的流行。

1950年，匹兹堡大学的威廉·哈蒙（William Hammon）从脊灰幸存者的血液中分离出含有脊灰病毒抗体的血清，用以预防脊灰的传播，并降低脊灰患者的疾病严重程度。但这种被动的抗体输入持续时间短，保护作用不完全，且血清的获取是一个昂贵且耗时的过程，所以医学界的关注焦点很快转向开发脊灰疫苗。

相似的背景，不同的路线

目前世界各地对抗脊灰主要有两种疫苗，分别是灭活疫苗和减毒活疫苗。两种疫苗的开发者乔纳斯·索尔克和阿尔伯特·萨宾（Albert Sabin）从一开始就走上了截然不同的脊灰疫苗研发路线。

1 号选手乔纳斯·索尔克出生于美国纽约的一个贫困家庭，父母是来自波兰的犹太人，十分重视教育。在研发脊灰疫苗前，索尔克主要致力于流感疫苗的研究，是以灭活方法开发疫苗的坚定跟随者，该方法假定对疾病的免疫力不需要通过自然感染来获得。索尔克认为，在准备得当的情况下，灭活疫苗，也就是死疫苗，也许能够诱导免疫系统，使其相信机体正受到入侵者的攻击。

开发灭活病毒疫苗的关键是要完全灭活该病毒，而不破坏其刺激机体产生保护性抗体的能力，这是一种微妙的平衡。如果开发得当，灭活病毒疫苗将无法恢复毒力，从而避免了疫苗诱发脊灰的风险。

1954 年，索尔克开发的灭活疫苗（IPV）接受了预防脊灰的能力测试，这次测试堪称历史上最大的临床医学试验，涵盖了美国的不同地区、阶级和种族。受试者

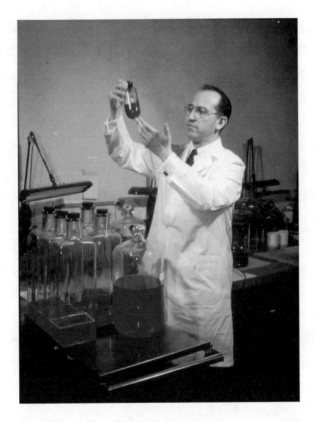

　　1962 年，索尔克在加利福尼亚州圣地亚哥建立起一个生物研究所。当你去研究所参观时，一定会注意到他留下的这句话：希望在于梦想，在于想象力，在于敢把梦想变成现实的人的勇气。

被分为三组：第一组将接受真正的疫苗，第二组将接受与疫苗外观相似的安慰剂，第三组充当"观察"对照组。最终，累计不少于 60 万名儿童接受了至少一剂索尔克疫苗或安慰剂的接种，另外 72 万 5000 人不服用任何药物，仅作为参照。试验结果非常理想，灭活疫苗不仅被证明是安全的，而且保护率达到了 80%—90%。到 1957 年，在美国国家小儿麻痹基金会（March of Dimes）推动的大规模免疫接种后，美国每年的脊灰病例数量从近 58000 例的高峰减少到 5600 例。

与索尔克的思路不同，2 号选手阿尔伯特·萨宾遵循詹纳、巴斯德和科赫的传统疫苗研发路径，认为对疾病的强大而持久的免疫力取决于人体对自然感染的反应。萨宾始终对灭活病毒的疫苗能否产生足够高且持久的抗体水平表示怀疑，他坚信只有活病毒疫苗才能做到这一点。但是活病毒需要更多的关注，因为它们会继续在体内繁殖，所以要确保每个病毒株的毒力既能够产生轻度感染，又不会造成进一步伤害。

活病毒脊灰疫苗具有许多优势。一方面，它通过口服给药，模拟了野生型脊灰病毒感染人体的过程，从而

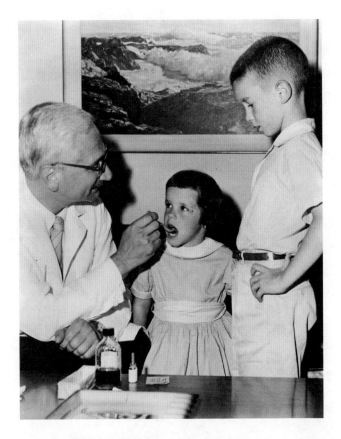

　　和索尔克一样，萨宾同样放弃了脊灰疫苗的专利。他曾说："许多人坚持要给疫苗申请专利，但我不想这么做，这是我给世界所有儿童的礼物。"

产生了高而持久的抗体应答，不需要在抗体衰减时再打针或"增强"。另一方面，它为普通大众提供了"被动疫苗接种"的前景，因为接种疫苗的人会通过粪便将弱化的病毒散播到周围环境中，有可能对大部分未接种疫

获得"脊髓灰质炎先锋"称号的孩子

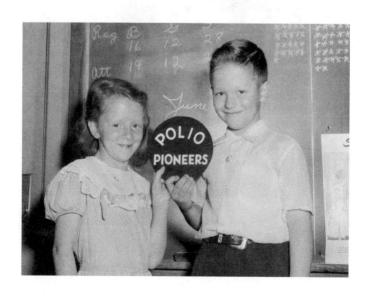

苗的人群进行免疫。最理想的结果是，这种活病毒疫苗的安全开发，有可能彻底根除脊灰。

1956 年，萨宾通过弱化的活病毒开发出口服脊灰疫苗（OPV）。由于当时美国已普遍接种索尔克疫苗，因此萨宾接受了在苏联和其他社会主义国家进行试验的邀请。据统计，最终共有超过 7700 万儿童和青少年接种了萨宾疫苗。试验结果同样是出色的，有些人甚至认为结果太好了，好得令人难以置信。

对大多数美国疫苗研究人员而言，这同样也是一个可喜的消息，因为长期以来，他们一直认为萨宾的方法优于索尔克的方法。1960 年 8 月，萨宾的 OPV 疫苗被批准在美国试生产。1961 年起，美国全面切换为接种萨宾疫苗。10 年后，脊灰几乎从美国地图上消失了。

"恶魔的抽签"风险犹存

然而，随着脊灰在全球得到控制，萨宾疫苗所引起的两种不良反应——VAPP 和 VDPV 日益突出。这种由合格疫苗引发的严重不良反应事件被形象地称为"恶魔抽签"。

其中，VAPP 全称疫苗相关麻痹型脊髓灰质炎，指接种或接触萨宾疫苗后引起的严重不良反应，既可出现在萨宾疫苗的接种者身上，也可出现在未经免疫的接触者身上，临床特征与脊灰野生病毒株引起的麻痹相似，可留有永久的后遗症，导致终身残疾。

延伸阅读：什么是 VDPV

萨宾疫苗中的减毒活脊灰病毒通过在个体或社区的长期复制，可重获野生病毒株的神经毒性和传播能力，成为疫苗衍生脊灰病毒（VDPV），导致散在麻痹型脊灰病例或暴发。因为 VDPV 的出现，人们不得不逐步停止萨宾疫苗接种，这样才有可能实现全球消灭脊灰的目标。

在 20 世纪 90 年代后期，美国医疗机构的态度发生了 180 度的转变，他们建议恢复使用索尔克疫苗，也就是灭活疫苗，理由很明确——尽管萨宾疫苗在破坏野生型脊灰病毒生命周期方面表现出色，但它已成为根除该疾病的最后障碍。

从脊灰疫苗半个多世纪的发展历程，特别是索尔克疫苗和萨宾疫苗的竞争过程来看，灭活疫苗和减毒活疫苗各有千秋，而且在不同的时期，两种疫苗的优势和劣势会更加突出。比如在早期，灭活疫苗研制速度更快，适合全面铺开接种，减毒活疫苗虽然研发速度较慢，但胜在成本低，普及性更好，并且有被动接种的作用，特别适合流行区的疫情控制。到了根除阶段，鉴于野生病毒株的流行已经得到了很好的控制，减毒活疫苗可能会导致疫苗衍生病毒株的流行，这时就需要灭活疫苗来帮忙"查漏补缺"。

科学的进步，离不开争论与试错。毋庸置疑，无论是哪种疫苗，在脊灰流行的高峰时期，都曾挽救了千千万万的生命；无论是索尔克还是萨宾，都是人类消灭脊灰征程中伟大的英雄。

目前，我国周边少数国家仍然不时出现脊灰野生病毒病例，存在野生病毒输入与传播的风险，因此脊灰疫苗的预防接种尤为重要。随着这种疾病从原来的本土流行到如今没有本地野生病毒病例，我国的脊灰接种也逐步发生了变化，按照脊灰疫苗替代计划，在接种程序中逐步减少 OPV，增加 IPV 的比例，最终实现全程 IPV。2020 年 10 月，上海率先在全国范围内实行全程 4 剂次 IPV 的免疫规划程序，旨在打通消灭脊灰的"最后一公里"。

与我国曾广泛推广的糖丸疫苗不同，其他国家的 OPV 多为液体剂型。

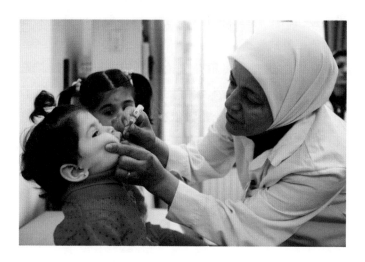

进击的流感疫苗：追赶病毒变异的脚步

2020 年下半年以来，多种新冠变异病毒的出现，对现有新冠疫苗的有效性提出了严峻的挑战。以最早在南非发现的 B.1.351 突变株为例，数据显示，英国牛津大学和阿斯利康公司合作开发的腺病毒载体疫苗对这种变异病毒的预防能力从近 80% 骤降到 10%。如果新冠病毒继续变异，导致现有疫苗都不再具有保护作用，我们该如何应对？其实早在 70 多年前，科学家们就遇到过同样的难题，只不过主角不是新冠病毒，而是流感病毒。

流感的前病毒时代

流感是流行性感冒的简称，在古代文明中就已经存在，可能因早期人类与驯养的动物近距离接触所致。

历史上，流感除了表现为频繁的季节性流感之外，还会以大流行的形式定期肆虐人间，比如 1918 年的流感大流行。这场大流感是在第一次世界大战的背景下暴发的，传播速度之快、破坏规模之大堪称史无前例。在

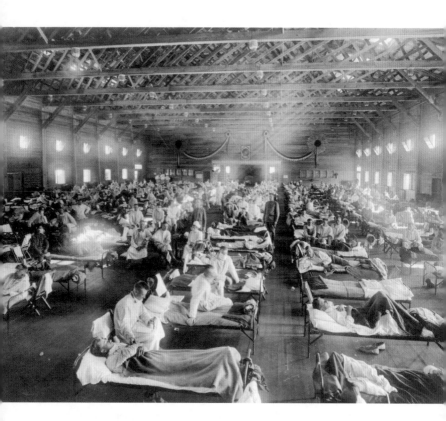

1918—1919 年流感大流行期间，堪萨斯州芬斯顿军营的一家临时医院

不到一年的时间里，全球有超过 5000 万人死于流感。

尽管存在争议，但在 20 世纪初期，大多数人都认为流感是由细菌引起的。1892 年，德国细菌学家理查德·菲佛（Richard Pfeiffer）在罗伯特·科赫的引领下，从流感患者的鼻腔分泌物中分离出一种细菌，并以自己的名字命名为菲佛杆菌。此后数十年，这种细菌一直被认为是引起人类流感的病原体。

直到 1931 年，美国的病毒学家理查德·肖普（Richard Shope）在实验室中，通过向鼻内滴入分离自猪的肺和淋巴结组织的悬浮液，在健康的猪中诱发了猪流感的临床综合征。研究还证明这种病原体可以在动物中连续传代。至此，人类终于找到了引起流感的真凶——流感病毒。

揭开流感病毒的神秘面纱

流感病毒表面分布着两种糖蛋白结构，分别是血凝素（H）和神经氨酸酶（N），两者均具有抗原性。这两种蛋白为此后在体外和体内研究流感病毒提供了可检测的标记物，从而使科学家能够更全面地了解病原体的生物学行为。

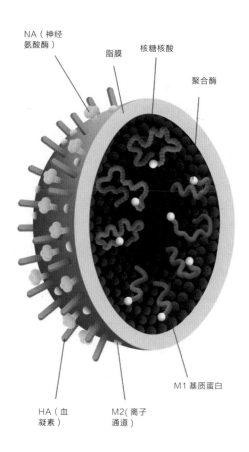

NA（神经
氨酸酶）

脂膜

核糖核酸

聚合酶

M1 基质蛋白

HA（血
凝素）

M2（离子
通道）

流感病毒结构示意图

事实证明，识别流感病毒的抗原变异现象是一项重大进展，因为它解释了流行为何会反复发生，同时也为此后疫苗的开发提供了重要的线索。

流感病毒的抗原变异现象有两种，一种是慢的，一种是快的，前者称为漂移，后者称为转换。抗原漂移是指编码 H 和 N 糖蛋白基因内的点突变会随时间累积，使病毒与以前相比出现足够的差异，从而逃避人体免疫系统的识别。这些相对较小的差异导致季节性流感不定期流行。抗原转换的过程则涉及表面糖蛋白的主要遗传变异，从免疫识别的角度看，其实是产生了一种新型病毒，并有可能导致大流行。

为了帮助大家理解这两个概念，我们可以想象一个足球运动员，身着白短裤、红 T 恤。免疫系统能识别这种球服并攻击它。如果球服稍作改变，如在白短裤上加一条红色条纹而其他不变，免疫系统还是能够毫不费力地识别出该病毒。但若球服由红 T 恤、白短裤变成了白 T 恤、红短裤，免疫系统就没那么容易识别了；抗原转换则相当于病毒从红衣白裤变成了蓝衣黑裤，免疫系统根本无法识别。

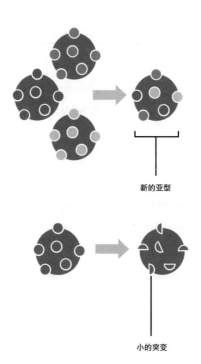

新的亚型

小的突变

　　通过抗原转换（上）和抗原漂移（下）的对比，可以发现抗原转换完全是基因重组，而抗原漂移只是小突变。

1918 年的流感大流行之所以造成如此大的伤害，根本原因在于当时的病毒已经出现了抗原转换，相当于一种新型的流感抗原形式，全世界的人都没有感染过该病毒，所以病毒才会以爆炸性的速度在人群中传播。

灭活流感疫苗初战告捷

因担心流感大流行可能会随着第二次世界大战中的大规模部队调动再次出现，美国于 1941 年成立了专门的流感委员会，主要任务就是开发筛选出流感的保护性疫苗。

20 世纪 40 年代初的研究已经发现灭活的流感疫苗具有免疫原性，但尚未进行大规模的临床研究。1943 年 10 月，美国军队中进行了一项疫苗保护力的研究。在 12474 名受试者中，一半人接种了灭活的 2 价甲型和乙型流感病毒疫苗，有效率约为 69%，总体而言疫苗耐受良好。

在接下来的 18 个月中，科学家们对 2 价灭活流感疫苗进行了各种技术改造，并于 1945 年末开始在美国陆军内部进行大规模接种免疫。据观察，该疫苗可保护经过免疫的陆军人员，但不能保护未接种的海军人员。

病毒变异：大流行的前奏

20 世纪 40 年代后期，科学家们发现具有不同生物学和免疫学行为的甲型流感病毒变种变得越来越常见，最初被称为 A-prime，可以理解为加强版的甲型流感病毒。现在人们逐渐明确 A-prime 其实就是 1918 年流感病毒株的抗原漂移变体，也就是 H1N1 型病毒。

1946—1947 年暴发的甲型流感也是由 H1N1 型病毒引起的，不过由于它是与原代病毒株抗原不同的变体，因此免疫系统只能识别出部分——这虽然可产生交叉保护作用以避免大流行，但疫苗接种不足以产生有效的保护。

随后，1957 年出现了由 H2N2 亚型病毒引起的"亚洲流感"。1968 年出现的"香港流感"大流行虽然由一种新型的 H3N2 亚型病毒引起，但由于 1957 年病毒株的神经氨酸酶抗原（N2）型持续存在，因此人群中存在一定程度的部分免疫。

1972 年，科学家采用 1968 年的"香港流感"病毒株来制备疫苗，但看似不严重的病毒变异依旧引起了流感的暴发。至此，人们深深地认识到，用疫苗来对付流感病毒有时候并不奏效，即使包含相似亚型的异源病毒

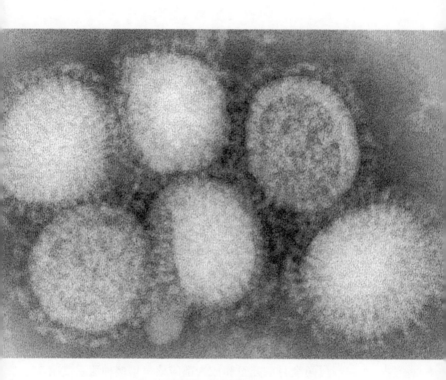

电子显微镜下的流感病毒

株，疫苗的有效性依旧可能大打折扣。

甲型流感病毒变种的出现破坏了灭活疫苗的有效性。在接下来的 20 年，科学家们坚持不懈地对此进行研究，逐渐理解了流感病毒变异的原理和意义，并不断改进疫苗的配方，以优化疫苗抗原与每年流行病毒之间的相关性，努力提高疫苗的保护效力。

流感疫苗接种两三事

流感季节一般从每年的 11 月持续至次年的 3 月。每年接种流感疫苗是降低感染和传播流感病毒风险的最佳手段。由于注射疫苗后通常需要 2 周才能产生相应的抗体，因此建议在 9—10 月，也就是在流感季节来临之前进行接种。如果错过最佳接种时间怎么办呢？别担心，凡是在整个流感季节接种疫苗的人都能获益。

大于 6 个月的儿童和成人都应该每年接种流感疫苗。老年人、儿童、孕妇、慢性病患者和医务人员等高危人群尤其应该优先接种。特别要提醒的是，由于 6 个月至 3 岁的儿童流感疫苗接种需要分 2 针，且间隔 4 周，因此该年龄段的孩子需要更早接种。

接种流感疫苗后可能会出现一些不良反应。对肌注疫苗者来说，可能出现的不适包括接种处酸痛、发红、肿胀、低热等。对鼻喷疫苗的儿童来说，可能出现的不适包括流鼻涕、喘息、头痛、呕吐、肌肉酸痛、发热；成年人可能出现的不适相对较少，包括流鼻涕、头痛、咽痛和咳嗽。绝大多数接种者症状轻微，可在1—2天内恢复。极少数接种者可能出现严重的过敏反应。

终极目标：你变我也变，你快我更快

目前，20世纪40年代中期推出的灭活疫苗仍然是开发季节性或流行性流感疫苗的主要技术手段。需要注意的是，即使接种过疫苗，仍有一定的概率感染流感，但概率已经大大降低。流感疫苗发挥作用和很多因素相关，包括接种者的年龄、健康状态、用于制作疫苗的病毒株是否和当年的流行株匹配等。每当病毒出现新的变种，流感疫苗的配方也必须随之改进，以提供保护作用。而分析病毒和制备疫苗非常费时费力，研究人员每次都必须提前半年预测会出现什么流感病毒，"整个过程有些像猜谜"。

自1997年以来在亚洲流行的新型禽流感病毒变种和

自 2009 年初以来在全球人类中传播的新型 H1N1 病毒再次引起了全世界的担忧。考虑到现有流感灭活疫苗对变种或漂移病毒株的保护作用不一致，研究人员认为应对流感的终极目标是开发一款通用的、交叉保护的"万能疫苗"，这种疫苗可在大流行期间针对所有病毒株使用。

为了使疫苗在不断变异的流感病毒面前依然有效，全球的科学家和传染病专家不得不想方设法地改进疫苗。比如：建立流感监测网络，根据新发现的流感病毒株配制疫苗；在疫苗中添加佐剂，增强免疫反应；尝试亚单位疫苗技术，其不良反应比灭活疫苗更小；改用减毒活疫苗技术，这种疫苗经鼻内给药，对儿童具有很高的保护效力；等等。

从流感疫苗开发的历史中可以发现，针对善变的流感病毒，现有的技术平台有点应接不暇。同理，新冠疫苗的开发也必须采用多种技术齐头并进的策略，特别是要寻找新的技术平台，克服现有疫苗的不足，做到"你变我也变，你快我更快"。

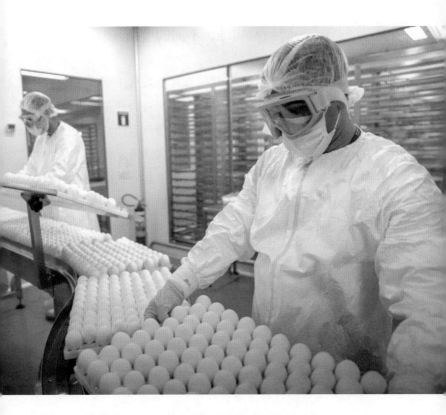

目前使用的大多数流感疫苗依旧是在鸡蛋里生产出来的。

同一种病毒，不同的疫苗

你知道吗？水痘和带状疱疹尽管发病症状和发病年龄截然不同，但始作俑者是同一种病毒。在带状疱疹疫苗出现之前，人类开发的大多数疫苗（包括水痘疫苗）都是用来预防严重的全身性感染性疾病的。那么，对于带状疱疹这种看似并不致命、只是引起疼痛的疾病，研究人员为何要花大力气去开发疫苗以降低其发病率呢？带状疱疹疫苗和水痘疫苗又有什么不同呢？我们先来了解一下水痘和带状疱疹的前世今生。

从水痘到带状疱疹：长大后我就成了你

不知从什么时候开始，皮疹都称为"痘"（pox），梅毒叫作"大痘"（great pox），天花叫作"小痘"（small pox）。因为水痘的形态与天花的"痘"相似，所以人们总是将它们相互混淆，直到 18 世纪中叶，水痘才被确认为是一种独立的疾病，称为"鸡痘"（chicken pox）。

水痘是一种全身性的感染性疾病，通常出现于第一次感染该病毒的患者。由于之前感染过水痘的成年人普遍具有免疫力，不会再次感染，因此水痘多发于儿童。带状疱疹则是一种感染性皮肤病，得名于常在身体单侧出现的带状分布的皮疹，俗称"缠腰龙""蛇缠腰"等。

　　人们很早就意识到水痘和带状疱疹之间一定存在着某种联系，因为他们注意到有些儿童水痘病例是带状疱疹的密切接触者。20世纪40年代，英国医生埃德加·霍普·辛普森（Edgar Hope-Simpson）通过流行病学调查，发现带状疱疹仅在有过水痘病史的人群中发生，且发病率随着年龄的增长显著上升。20世纪中叶，儿科医生约瑟夫·加兰（Joseph Garland）怀疑带状疱疹可能是由潜伏的水痘病毒重新激活所致，也就是说，潜伏的水痘病毒一旦被重新激活，就会以带状疱疹的形式卷土重来。约瑟夫的猜想最终得到了证实。后来，该病毒被命名为水痘-带状疱疹病毒（varicella-zoster virus，VZV），成为疱疹病毒家族的一员。

　　水痘是VZV发起的第一波袭击，主要通过空气传播。水痘患者皮肤的水疱中充满病毒颗粒，脱落后便可

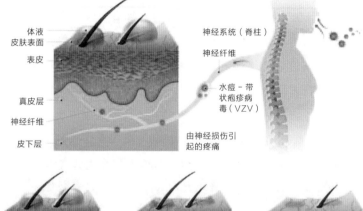

通过吸入气溶胶中的
水痘病毒传播

体液
皮肤表面
表皮

真皮层

神经纤维

皮下层

神经系统（脊柱）

神经纤维

水痘－带
状疱疹病
毒（VZV）

由神经损伤引
起的疼痛

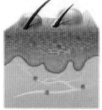 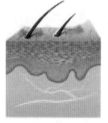 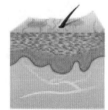

❶ 皮肤感染（12—
14 天）

❷ 溃破结痂（液
体流出）

❸ 皮肤疤痕

带状疱疹的发病机制

形成气溶胶，密切接触者一旦通过呼吸道吸入就会被感染。VZV 是病毒界的潜伏高手，当人们感染水痘并痊愈后，它会通过黏膜皮肤部位的感觉神经——神经轴突逆行到达感觉脊髓背根神经节或脑神经的感觉神经节，悄悄潜伏下来。随着年龄增长或免疫力下降，VZV 可能通过神经轴突顺行来到皮肤细胞中，引起带状疱疹。由于是顺着神经扩散，带状疱疹的症状往往是在胸背部、腰部和颈部产生成群的水疱。细胞免疫是机体最重要的控制 VZV 扩散的防御手段，而针对 VZV 的特异性抗体（体液免疫）并不能够在体内清除 VZV。这也意味着带状疱疹疫苗的开发策略与之前提到的疫苗都不太一样。

成功需要实力，也需要运气

　　20 世纪初，研究人员借鉴预防天花的方法——接种人痘，将带状疱疹患者的水疱液注入儿童体内，希望以此实现终身免疫。但这种尝试并没有完全取得成功，因为仍有部分孩子出现了典型的水痘症状。

　　和很多疫苗一样，水痘疫苗的成功离不开运气的加持。20 世纪 70 年代初，曾担任大阪大学微生物学系主

任的高桥道明因儿子感染了严重的水痘，决心研发减毒
的水痘疫苗。但从历史经验看，开发一款减毒活疫苗并
不容易，此前只有黄热病、脊髓灰质炎、麻疹、腮腺炎
和风疹等为数不多的病原体成功开发出减毒的活病毒疫
苗。

为了获得 VZV 的减毒株，高桥参照萨宾研发脊髓
灰质炎减毒活疫苗时采用的方法，首先从一名患有水痘
的儿童体内分离出一株 VZV，并根据这个孩子的姓 Oka
将其命名为 Oka 株。接着，他先后在人和豚鼠的细胞中
连续传代约 35 次，获得了用于制备疫苗的减毒病毒株。
由于当时没有（现在仍然没有）水痘感染的动物模型，
他不得不跳过动物实验这个步骤，将候选疫苗直接用于
人类，以检测其减毒是否彻底。高桥是幸运的，他的疫
苗最终被证明安全而有效。如今世界上所有可用的水痘
减毒活疫苗几乎都来自 Oka 株。

1995 年，美国建议将 1 剂水痘疫苗列入面向 1—
12 岁儿童的标准免疫计划，自此水痘发病率大幅下降，
但不少日托机构和大多数儿童接种过疫苗的学校依然出
现了水痘疫情。医学专家们研究发现，在注射 1 剂水痘

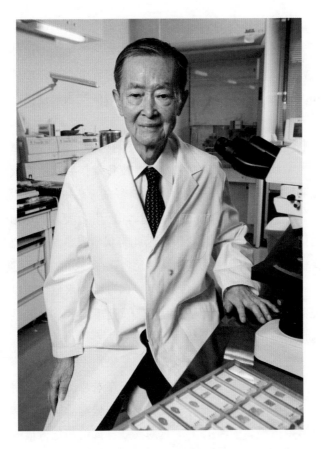

高桥道明成功开发了第一款水痘减毒活疫苗。

疫苗后，抗体会随时间推移逐渐减弱甚至消失，有些甚至无法血清转化（产生保护性抗体）。为了增加抗体持久性与血清转化率，美国疾病预防控制中心（CDC）自2006年起，推荐1—12岁的儿童注射2剂水痘疫苗。

带状疱疹疫苗：各有所长，殊途同归

带状疱疹最常见的并发症是皮疹发作数月后持续存在明显疼痛，也就是带状疱疹后神经痛，这种"会呼吸的痛"严重影响了患者的生活质量。由于带状疱疹的水疱中同样可以检测到大量VZV，因此带状疱疹在发病期也具有传染性，没有免疫力的密切接触者存在潜在的传播风险。

鉴于此，科学家们假设可以通过接种水痘疫苗以增强其对VZV的细胞免疫性，有可能开发出一种抗带状疱疹的疫苗。

既然是同一种病原体引起的感染，那么带状疱疹疫苗是否也可以采用减毒路线呢？答案是肯定的。科学家们经过研究，发现带状疱疹疫苗中的减毒活病毒含量比水痘疫苗提高了约15倍，这对带状疱疹的高危人群——老年人来说是个好消息，因为相对高的疫苗剂量可刺激老年人的细胞免疫。减毒活疫苗版的带状疱疹疫苗于2006 年 5 月在美国获得许可，适用于至少 60 岁以前没有带状疱疹病史和相关疾病的人，目前并没有在中国内地上市。

但正如"每个硬币都有两面"，减毒的带状疱疹疫苗并不适用于带状疱疹的另一类高危人群——免疫功能低下者和孕妇等。为了找到保护性更好、适用范围更广的疫苗，科学家们对 VZV 进行了深入研究，发现包膜糖蛋白 E（envelope glycoprotein, gE）是 VZV 外壳的主要成分，是在被 VZV 感染的细胞上表达最丰富的糖蛋白，也是中和抗体的主要目标；gE 是复制和传播所必需的，并且是 VZV 特异性 B 细胞和 CD4 + T 细胞反应的主要靶标。

gE 是 VZV 表面的重要结构成分

gE 的发现促成了重组亚单位疫苗的诞生。重组亚单位疫苗因不含有病毒活性成分，安全性有保障，非常适合免疫功能低下者；而当它与适当的佐剂一起使用时，又可为老年人预防带状疱疹提供另一种选择。与减毒活

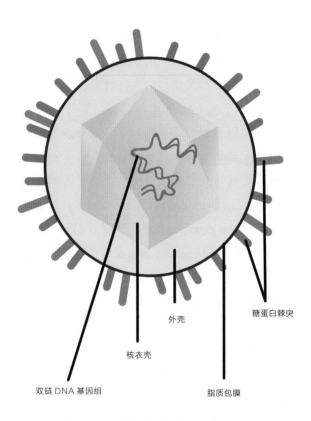

糖蛋白棘突

外壳

核衣壳

双链 DNA 基因组

脂质包膜

水痘－带状疱疹病毒结构示意图

疫苗相比，新款疫苗有了很大的进步，不但提高了保护效率，扩大了适用人群，而且老年人和年轻人的抗体水平几乎相同，血清转换率高，不会随着年龄的增长而下降。

2018 年，美国免疫实施咨询委员会（ACIP）发布关于带状疱疹疫苗接种的建议，推荐重组带状疱疹疫苗既可用于 50 岁以上免疫功能正常人群，也可用于之前接种过带状疱疹减毒活疫苗的成人。2019 年 5 月，中国国家药品监督管理局有条件批准重组带状疱疹疫苗进口注册申请，用于 50 岁及以上成人带状疱疹的预防。2020 年 6 月，重组带状疱疹疫苗在中国正式上市。

水痘和带状疱疹尽管由同一种病毒 VZV 引起，但临床表现和发病机制都不一样。由于 VZV 较难培养和传代，因此疫苗开发得也较晚。细胞免疫在控制 VZV 潜伏状态方面起到了重要作用，随着人们年龄增长和细胞免疫下降，潜伏在神经节的带状疱疹会再次活动。接种高剂量的减毒活疫苗或利用添加新型佐剂的重组蛋白疫苗有助于维持这种细胞免疫，从而大大降低带状疱疹的发病率。

黄热病疫苗：出国请提前办理小黄本

中国人普遍对黄热病不太熟悉，这并不奇怪，因为这种病主要暴发和流行于非洲、美洲及欧洲地区，中国内地历史上尚未被波及。然而放眼世界，黄热病一直是一种不容忽视的烈性传染病。

迄今为止，接种疫苗是预防黄热病最有效的方式。作为历史上最成功的一款减毒活疫苗，黄热病疫苗既安全又高效，其开发者马克斯·泰勒（Max Theiler）更是因此获得了 1951 年的诺贝尔生理学或医学奖，他是第一个也是目前唯一一个获得诺贝尔奖的疫苗研究者。下面让我们一起从黄热病毒的发现开始，了解黄热病疫苗开发背后的故事。

黄色瘟疫的征服者

黄热病，顾名思义，"黄"指黄疸，"热"指发热，是一种高度致命的病毒性传染病，会导致肝、肾和心肌损伤，让人出血和休克。这种病起源于非洲，在 17 世纪通过臭名昭著的奴隶贸易传播到中南美洲。此后两个世纪，美洲、非洲和欧洲多次暴发大规模的疫情。由于黄热病不仅可以感染人类，还可以在非人类灵长类动物中传播，因此不能像天花一样被根除，唯一可靠的预防方法就是对易感人群进行疫苗接种。

　　然而，在没有找到病原体的情况下，疫苗接种是一个遥不可及的目标。1898年，美国与西班牙在古巴交战，战时流行的黄热病导致无数士兵倒下，因此美国陆军成立了由病理学家沃尔特·里德（Walter Reed）领导的黄热病委员会。在此之前，古巴医生卡洛斯·芬莱（Carlos Finlay）根据发病环境和流行特征，曾提出黄热病通过蚊子传播，蚊子携带黄热病的"病菌"。但由于当时他不知道并非所有蚊子都是传播媒介，因此实验以失败告终。受到芬莱的启发，里德设计了一项人体试验，也就是不断培育蚊子，在志愿者身上进行叮咬。经过一轮又一轮试验，1901年，里德和委员会证实黄热病可通过直接注射血液或埃及伊蚊传播，且该病原体是一种可滤过的病毒。至此，黄热病毒成为第一种被发现能够感染人类的病毒。这一发现引发了一场灭蚊大战，各地的疫情

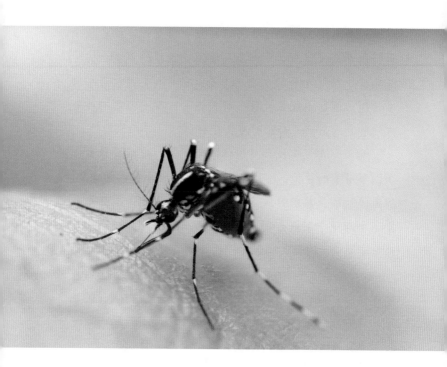

黄热病毒主要通过埃及伊蚊的叮咬传播。

很快得到了控制。但为了这个结果，许多志愿者也献出了宝贵的生命。比如委员会成员拉齐尔（Jesse William Lazear），为了研究这种疾病，他任凭一只蚊子叮咬他，最后因感染黄热病去世。

直到 1927 年，黄热病席卷非洲沿海地区，来自洛克菲勒基金会建立的西非黄热病委员会的成员亚历山大·马哈菲（Alexander Mahaffy）从加纳一个叫阿西比（Asibi）的 28 岁患者的血液中分离出黄热病毒，也叫Asibi 病毒株，黄热病的元凶才终于"捉拿归案"。同时期，法国巴斯德研究所位于达喀尔的分支从一名叙利亚患者体内分离出黄热病毒，命名为法国病毒株。可以说，分离出 Asibi 病毒株和法国病毒株是开发疫苗的关键。

从科学进步的角度看，正是因为有如此多的科学家前仆后继地献身于研究，人类才能够发现黄热病的"罪魁祸首"。1951 年 12 月 10 日，南非病毒学家马克斯·泰勒在瑞典斯德哥尔摩举行的诺贝尔奖宴会上发表了一场令人动容的演讲。他提到了里德在古巴进行的人体试验和牺牲的志愿者们，称"这是有史以来最辉煌、最英勇

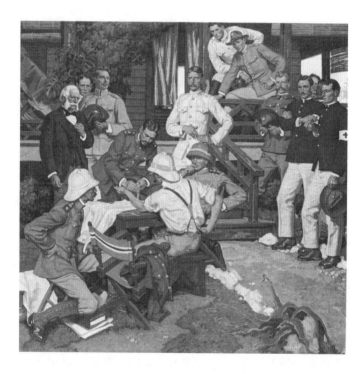

　　迪安·康韦尔（Dean Cornwell）1939 年创作的《黄热病的征服者》是"美国医学先驱"系列油画之一。这幅画描绘了拉齐尔将吸足黄热病病人血液的蚊子体内的血注入卡罗尔的静脉血管内，以证明古巴科学家卡洛斯·芬莱提出的"黄热病由蚊子传播"的假说。

的事件之一"。他总结说："我要向那些在实验室、田野和丛林中埋头苦干的人们致敬，他们常常在恶劣和危险的条件下工作，为帮助我们了解这种疾病作出了巨大的贡献。我还要向那些为了获取知识而献出生命的人致敬，这些知识具有不可估量的价值。他们是真正的科学殉道者，为了让别人能更好地活着而甘愿死去。"

开发一款减毒疫苗到底有多难

1. 灭活疫苗宣告失败

病毒的发现和分离使黄热病疫苗的研发向前迈进了一大步。1928 年，科学家通过感染法国病毒株的猴子肝脏和脾脏组织制备出疫苗，并用甲醛（福尔马林）或甘油 - 酚灭活。但由于当时缺乏有效的病毒繁殖、效价测量和灭活过程控制方法，一些制剂尚包含残留的活病毒，另一些则在灭活过程中降解且缺乏效力，因此研究人员认为用化学方式处理含有剧毒的病毒不太可能产生安全、可靠的疫苗。黄热病灭活疫苗的开发因此宣告失败。

2. 建立小动物模型，获得减毒株

1928 年，洛克菲勒基金会的科学家马克斯·泰勒开

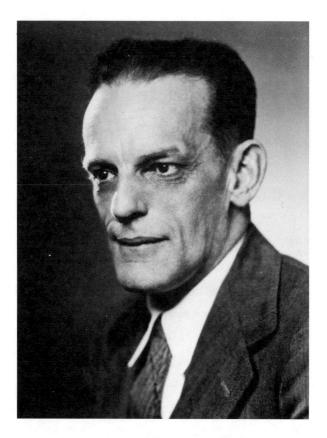

马克斯·泰勒控制黄热病的工作得到了科学界的广泛认可。

始尝试建立感染的小动物模型。泰勒用具有感染性的猴肝悬浮液在脑内接种成年的小鼠，结果所有小鼠均死于脑炎，没有肝损害的迹象。随后他将这些小鼠的脑组织接种到恒河猴中，后者染上了致命的黄热病，并伴有肝脏病变。小鼠模型的成功堪称黄热病研究的一个里程碑，在后续疫苗研究中发挥了重要作用。

前文我们提到巴斯德曾在疫苗研制过程中通过脊髓或脑内途径使狗、猴子、豚鼠和兔子感染了狂犬病，泰勒正是沿袭了巴斯德的做法。他在小鼠中对法国病毒株进行了100多次传代，产生了一种"固定病毒"。第一种黄热病疫苗就是利用泰勒在小鼠中传代获得的"固定病毒"及人类血清制备的。这一病毒株经小鼠大脑传代多达176次，而添加人类免疫血清则是为了保护人类免受减毒程度不够的病毒伤害。这种方法非常细致，可以说是当时活疫苗开发的最安全的方法。

延伸阅读：什么是"固定病毒"

嗜神经性和嗜内脏性被认为是黄热病毒的两种特

性。简单地说，嗜神经性就是病毒能够在大脑内繁殖，诱发脑炎。泰勒观察到，将黄热病毒经脑内接种恒河猴后，猴子死于肝炎，而非脑炎。反之，通过小鼠脑内传代固定了嗜神经性的病毒，将不再具有导致猴子产生肝炎的能力，也就是说黄热病毒是能在脑内繁殖的嗜神经性病毒。

但是，泰勒认为这种嗜神经性疫苗的风险太高。1936 年，他和同事史密斯（Hugh Smith）成功地对 Asibi 病毒株进行了体外培养。他们将这一病毒先在完整的小鼠胚胎中传代培养 18 次，接着在切碎的鸡胚培养物中传代 58 次，在去除了神经组织碎片的鸡胚中连续传代 100 次后（即开始体外培养后的第 176 次传代），最重要的实验传代病毒株诞生了，它被命名为 17D。泰勒和史密斯观察到：这一病毒株对猴子不再具有致病性，小鼠也不再出现致死性麻痹；接种减毒病毒的猴子体内产生了中和抗体，并能抵抗野生型 Asibi 病毒的致死性攻击。这些数据表明，在不添加保护性免疫血清的情况下，17D 病毒可作为人用疫苗进行大规模测试。

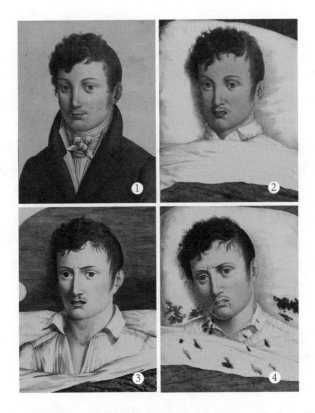

　　19 世纪的四幅插画展示了典型黄热病的临床进展过程：第一幅为发病前的正常外表；第二幅为感染期的面容，皮肤潮红；第三幅表现为黄疸和鼻出血；第四幅为严重的凝血障碍和多器官功能衰竭。

3. 从实验室走向临床应用

最初接种 17D 疫苗的两个人类受试者是泰勒和史密斯，他们因为对黄热病毒具有免疫力（泰勒于 1929 年在哈佛大学实验室意外感染，史密斯则通过法国嗜神经性病毒和山羊的免疫血清获得了免疫力），所以都是低风险者。此后，5 个非免疫个体被给予高剂量的减毒病毒，尽管出现了少许发热反应，但所有受试者血清中的抗体水平都升高了。17D 初步临床测试获得了令人满意的结果，这是黄热病疫苗研究的又一里程碑。

接下来，他们在黄热病疫情频发的巴西进行了测试。1937 年 1 月，史密斯开始了小规模的人体试验。他首次在 24 位从未感染过黄热病的受试者中证明了 17D 疫苗的耐受性和免疫原性，尽管大约一半的受试者中出现了短暂的病毒血症。随后，科学家们又将疫苗的现场试验范围扩大到一家大型咖啡种植园。到 1937 年 8 月，已有 2800 多名受试者接种了疫苗，没有明显的不良反应；到年底，共计 38077 人接种了 17D 疫苗。该疫苗具有很好的免疫原性——超过 95% 的受试者都产生了抗体。流行病学观察同样证明了疫苗的有效性。

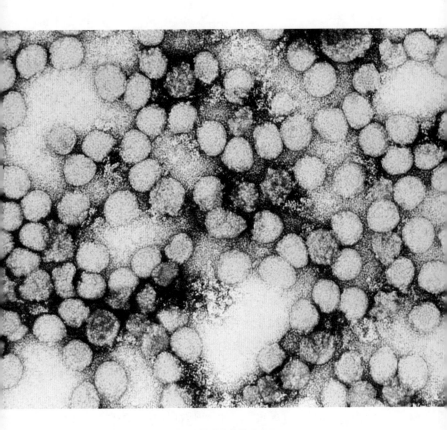

电子显微镜下的黄热病毒

现在，一些黄热病流行的高风险国家和地区要求旅行者入境前必须取得国际预防接种证书，也就是小黄本，作为已接种黄热病疫苗的证据。此外，一些黄热病流行区域以外的国家也要求近期去过流行区域国家旅行的个体在入境前提供免疫接种的证明。

跨越时代的疫苗：不是最早的，却是最好的

马克斯·泰勒开发的黄热病 17D 减毒活疫苗虽然不是首个在人类中进行测试的黄热病疫苗，却是迄今为止最成功的黄热病疫苗，自 20 世纪 30 年代后期问世以来，已分发超过 5 亿剂。

黄热病疫苗开发的故事之所以引人瞩目，很大一部分原因在于它跨越了疫苗历史的多个时代。疫苗的开发始于 19 世纪末，恰逢受微生物学和免疫学启示所驱动的疫苗接种概念迅速发展的时期；真正开发成功则是在 20 世纪 30 年代，处于病毒学出现的早期。在当时的情况下，科学家只能遵循生物学特性（如毒力），对病毒基因型在不同宿主之间传递时的变化进行间接研究。通常，连续传代的病毒衰减所导致的生物学表型的变化是

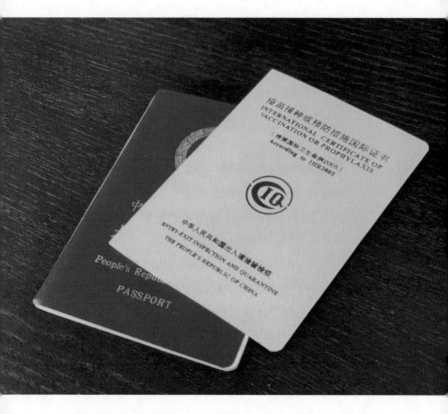

　　疫苗接种或预防措施国际证书（小黄本）是世界卫生组织为保障入出国境人员的人身健康，防止某些传染病扩散而要求提供的一项预防接种证明。

难以预测的。尽管尝试重现导致 17D 疫苗嗜内脏性和嗜神经性减弱的传代过程，但泰勒始终无法解释原始传代89—176 代发生的变化。由此可见，17D 疫苗开发的成功，一方面取决于科学家们系统、细致的应用经验以及敏锐而持续的观察，另一方面也离不开幸运。

除了黄热病 17D 疫苗，历史上还有几种非常成功的人类减毒活疫苗，它们都是基于实际病原体的减毒株，其毒力基因通过体外传代而丧失或突变。如果像黄热病17D 疫苗那样通过传统方法进行开发，这将非常耗时，没有十几年的时间根本不可能获得成功。如果使用反向遗传学进行开发，比如通过合理修饰病毒（用密码子优化或删除功能基因）来实现衰减，以抵抗先天免疫识别，开发速度则会快得多，但这在技术层面上也提出了更高的要求。

HIV 疫苗的 40 年：革命尚未成功

1984 年 4 月 23 日，在一场座无虚席的新闻发布会上，时任美国卫生与公众服务部部长的玛格丽特·赫克勒（Margaret Heckler）宣布已经发现了导致获得性免疫缺陷综合征（艾滋病，AIDS）的病毒，同时大胆预测两年后将会有一款疫苗问世。然而一转眼已过去将近 40 年，我们还没有看到任何可行的候选方案。这当然不是因为人类尝试得不够——事实上，自 20 世纪 80 年代以来，科学家们一直在努力寻找攻克艾滋病的疫苗——而是因为，针对艾滋病的疫苗研发是人类历史上最复杂、最具创造性的工作之一。

一部屡战屡败的奋斗史

自 20 世纪末起，各种不同技术路线的人类免疫缺陷病毒（HIV）疫苗纷纷进入临床前和临床研究，有病毒载体疫苗（腺病毒、痘病毒），有 DNA 核酸疫苗，也有蛋白亚单位疫苗。其中四五个试验早早地宣告失败，剩下几个屈指可数的虽然持续到近两年，但最终还是遗憾收场。

1998 年，美国 VaxGen 公司发起第一次大规模的艾滋病疫苗试验。2003 年，试验结果表明疫苗无效，研究宣告失败。

2007 年的 HVTN 502/STEP 研究发现，部分人接种 HIV 疫苗后反而会增加感染病毒的风险。

2009 年启动的 HVTN 505 研究，因初步结果显示实验性疫苗既不能阻止 HIV 传播，又无法降低感染者体内的病毒载量，于 2017 年被叫停。

2014 年，美国国立卫生研究院（NIH）在泰国进行的 RV144 疫苗 III 期临床试验是迄今为止最接近成功的一次。为了提高疫苗的保护效果，研究人员使用了不同疫苗的联合免疫策略，希望能够同时激发体液免疫和细胞免疫。初期的试验数据非常理想，接种疫苗的人短时间内感染 HIV 的可能性比接种安慰剂的人低了约 60%。但当为期三年半的研究结束时，疫苗的优势降到了可怜的 31%，最终这款疫苗也未被建议推广。

随后，科学家们又在南非进行了 HVTN 702 试验，

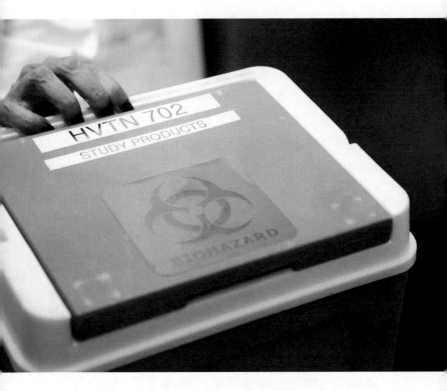

2020 年 2 月，被誉为"唯一接近成功"的艾滋病疫苗试验项目 HVTN 702 宣告失败。

即 RV144 的改良版。在这场大规模试验中，每名参与者一年接种 5 次，随机分配疫苗或安慰剂。项目一共招募了 5407 名受试志愿者，其中 2694 人接种疫苗，2689 人接种安慰剂。该试验原计划持续到 2022 年 7 月，但令人扼腕叹息的是，2020 年 1 月的中期数据分析显示，分别有 129 名疫苗接种者和 123 名安慰剂接种者感染了 HIV。从账面上来看，疫苗组的表现还不如安慰剂组，因此该项目不得不提前终止。

伦敦帝国理工学院的罗宾·沙托克（Robin Shattock）教授曾说："（开发有效的艾滋病疫苗）是我们这代人面临的最大的生物医学挑战之一。"早在 1984 年，科学家们便清楚地意识到了这一点。在技术评估办公室提交的一份国会报告中，调查人员指出："无论是艾滋病活病毒疫苗，还是含有艾滋病毒遗传物质的完整灭活制剂，目前希望都不大……如果（艾滋病毒的）基因突变足够显著……就很难开发出有效的疫苗。"

HIV 快速突变和逃避自然免疫的能力，使它成为有史以来最复杂的病毒，因此用常规的思路开发疫苗一直效果不佳。尽管如此，这部屡战屡败的奋斗史仍然意义非凡，因为每一次试验都是基于从前一次失败中吸取的经验与教训。这些失败也告诉科学界，面对 HIV 这个狡猾的对手，单纯注重疫苗的形式是不够的，必须换一换思路了。

延伸阅读：什么是 HVTN

HVTN 是 HIV Vaccine Trials Network 的缩写，指 HIV 疫苗试验网络，是一个非营利性组织。它的任务是全面测试候选 HIV 疫苗的安全性、免疫原性和有效性，目标是尽快开发一种安全、有效的疫苗，在全球范围内预防艾滋病。

疫苗研发的"滑铁卢"

要想理解 HIV 何以频频成为疫苗开发的"滑铁卢"，我们有必要先来重温一下疫苗的工作原理。一款有效的疫苗可以诱导机体产生中和抗体。所谓中和抗体，就是免疫系统产生的一种保护性抗体，能够识别病毒、细菌等，阻止它们入侵宿主细胞。有些病毒，比如麻疹病毒和乙肝病毒，就很容易被抗体中和，人们一辈子只感染一次或成年后便不易感了，因此麻疹疫苗和乙肝疫苗非常高效。研究发现，新冠病毒感染者体内也能产生一定水平的抗体，多数人还可产生高水平的中和抗体。

但 HIV 是一种完全不一样的病毒，它采用多种策略来躲避免疫系统。首先，作为一种逆转录病毒，HIV会在逆转录酶的作用下将自己的基因组融入宿主的染色体，并在 T 细胞（人体内和感染作斗争的免疫细胞）中潜伏下来，这导致免疫系统根本看不到病毒，自然也就无法进行防御。简言之，一旦 HIV 进入人体，人们就再也无法把它赶走。对大多数人来说，感染将持续一生。

其次，HIV 由于自带的逆转录酶极容易出错，因此具有高度的遗传变异性。我们知道，新冠病毒目前也在不断地变异，但其变异速度及造成的病毒多样性和 HIV 相比完全不是一个数量级的。这些变异可以帮助HIV "隐姓埋名"，一次次躲过免疫系统的攻击。

再次，HIV 外壳包裹着一层厚厚的 "糖衣"，用于保护自己不被宿主试图制造的抗体识别出来。以冠状

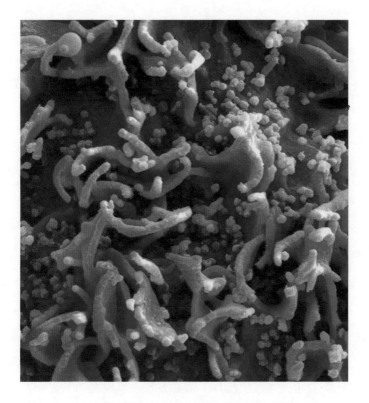

HIV 颗粒附着在 T 细胞上的扫描电子显微镜照片

病毒和疱疹病毒等包膜病毒为例，它们会在自身表面编码出一种有助于侵入细胞的结构，这种结构被称为糖蛋白，也就是上文所说的"糖衣"。HIV 的包膜蛋白是所有病毒中含糖量最高的蛋白质——糖的质量超过病毒总质量的一半。由于包膜蛋白是体液免疫反应的主要目标，因此当其被严重糖基化后，中和抗体所针对的病毒表面相对保守的区域，比如病毒进入所需的 CD4 结合位点（CD4bs），变得不再容易接近。

黑暗中的一丝曙光

21 世纪初，随着分离人源单克隆抗体的技术方法日趋成熟，研究人员发现了一大批 HIV 广谱中和抗体，其中最有名的要数华裔科学家伍雪玲博士发现的单克隆抗体 VRC01。所谓广谱中和抗体，就是一种能够根除多种 HIV 亚型的特殊蛋白质。如果能通过疫苗诱导人体产生广谱中和抗体，开发 HIV 疫苗是不是就能有所突破呢？这次科学家们决定尝试逆向疫苗工程学的思路。

与常规思路相反，逆向疫苗工程学强调先找到抗体，再研究如何找到产生该抗体的抗原。来自美国加州斯克里普斯研究所的威廉·希夫（William Schief）课题组利用逆向工程研制出一种靶向 VRC01—胚系基因幼稚 B 细胞的蛋白疫苗，也就是 eOD-GT8 60mer。为什么要靶向针对胚系基因幼稚 B 细胞呢？因为要诱导人体的体细胞产生 VRC01 这种广谱中和抗体实在太难了，课题组设想如果在体细胞分化之前，幼稚 B 细胞就能遇到抗原，其产生的抗体应该具有足够的广泛性。

2015 年，研究人员尝试向转基因小鼠接种 eOD-GT8 60mer，发现小鼠体内确实产生了大量与 VRC01 同一谱系的抗体。2018 年，eOD-GT8 60mer 启动了 I 期临床试验。经过两年多的等待，I 期临床试验初步结果终于在 2021 年初的 HIV 学术年会上揭晓——97% 的受试者产生了 VRC01 谱系的 B 细胞。这个结果令人惊喜，因为这不是普通的抗体，而是可以特异产生 VRC01-class 的抗体，也就是众人期待已久的广谱中和抗体的 B 细胞。

威廉·希夫博士在一份声明中说："我们证明了可以通过设计疫苗来刺激具有特性的稀有免疫细胞，这种针对性的刺激对人类可能非常有效。我们认为，这种方法将是制备 HIV 疫苗的关键，并且可能对制备针对其他病原体的疫苗也很重要。"

不过，eOD-GT8 60mer 只是目前正在进行的 HIV 疫苗研发项目中比较有希望的一个，距离真正的成功还有很长的路要走。科学家们担心由于 HIV 非常容易发生逃逸，一种广谱中和抗体可能还不够，多种胚系基因靶向的疫苗的联合使用，或许才是 HIV 疫苗的未来。

开发安全、有效、预防性的 HIV 疫苗是实现根除 HIV、终结艾滋病大流行的关键。HIV 是一个强大的对手，虽然目前尚未找到能训练免疫系统在感染扎根之前就将其拒之门外的疫苗，但科学家们一直在不断地相互学习，近 40 年来所积累的先进技术与宝贵经验，也为今天应对新冠疫情时快速开发出各种新型疫苗（如基因重组的亚单位蛋白疫苗、mRNA 疫苗和病毒载体疫苗）打下了扎实的基础。

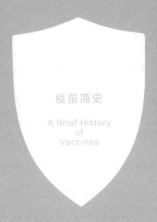

疫苗简史

A Brief History
of
Vaccines

安全与高效：疫苗的未来之路

打响疫苗安全保卫战

在过去的一百年里，科学家们已针对白喉棒状杆菌、破伤风梭菌、百日咳杆菌、脊髓灰质炎病毒、麻疹病毒、腮腺炎病毒、风疹病毒、水痘－带状疱疹病毒、甲肝病毒、乙肝病毒、b型流感嗜血杆菌（Hib）、肺炎球菌、脑膜炎奈瑟菌、轮状病毒和人乳头瘤病毒等严重危害人类健康的病原体成功开发出了疫苗。毫无疑问，疫苗的发明是20世纪以来医学领域最伟大的成就之一，大大延长了人类的寿命。由于疫苗是为健康的儿童和成人提供的，因此与其他一些治疗疾病的药物相比，人们对疫苗安全性的要求更高，对其不良反应的接受度更低。那么，如何确保一款疫苗的安全性？不良反应到底是怎么一回事？接种疫苗后患病和疫苗有关系吗？我们先来回顾一下历史上因疫苗安全问题造成的不幸事件。

早期疫苗的"黑历史"

作为抗击传染病的重要武器，疫苗的作用是保护生命健康，但不安全的疫苗恰恰相反，不仅会对人们造成重大的伤害，还有可能致命。

19世纪后期，路易·巴斯德通过在动物的神经组织（包括大脑和脊髓）传代研制出减毒的狂犬病疫苗。这种疫苗能够阻止绝大部分致命感染，但同时也导致接种的每230人中就有1人出现癫痫、瘫痪和昏迷。

1942年，美国军方为数十万名投入北非战场的士兵接种了黄热病疫苗。为了使活病毒保持稳定，研究人员在疫苗中添加了人血清，没想到其中一些血浆的捐献者携带了乙肝病毒。结果，33万名士兵感染乙肝，5万人出现肝功能异常，62人死亡。

1955年，五家公司生产了乔纳斯·索尔克研发的甲醛灭活脊灰疫苗，其中Cutter公司未能用甲醛完全灭活脊灰病毒。这一失误导致12万名儿童被注射了活脊灰病毒，其中4万例发展为轻度脊灰，200例永久瘫痪，10例死亡，是美国历史上最严重的疫苗灾难之一。

这些灾难级的疫苗事故，归根结底，源于人类在疫苗开发早期未能深入理解疫苗生产过程中的诸多科学问题。比如：巴斯德时代，人们尚不知道在神经组

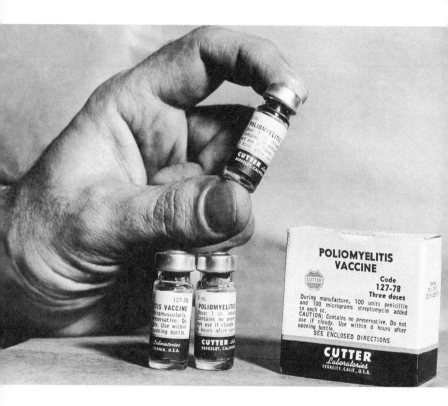

1955 年 Cutter 实验室生产的脊髓灰质炎疫苗

织传代的病毒会造成攻击神经系统的抗体；"二战"时期，人们还没有分离出乙肝病毒，自然意识不到使用血制品制备疫苗存在重大的安全隐患；脊灰灭活病毒疫苗诞生时，人们也还未发明出可靠的方法对灭活疫苗的生物活性进行检测。这些沉痛的教训，使研究人员认识到疫苗上市前必须经过科学、规范的临床试验，以保证安全性和有效性。随着疫苗生产 GMP（Good Manufacture Practice，良好的生产规范）的制定，此后类似的事件极少发生。

古语云："欲速则不达。"一款成熟的疫苗必须经过严格的监测和大量的试验来确保其安全性和有效性，一旦操之过急，后果不堪设想。在疫苗早期研发阶段，人们确实付出了巨大的代价，许多民众因接种不成熟的疫苗而深受其害。但随着科学技术的进步和生产工艺的提升，疫苗已变得越来越安全。放眼历史，疫苗仍然是目前预防疾病和死亡最成功、最经济高效的公共卫生工具之一，虽然它曾在历史上引起一些非常严重的不良事件，但毕竟罕见，且与生产过程无关。由此可见，接种疫苗的好处要远远大于它可能带来的风险。

上市前：临床试验是"重头戏"

疫苗从研发、生产到上市，处处充满挑战，没有捷径可走。在获批上市前，疫苗首先要在实验室、动物和三个阶段的人类临床试验中进行广泛的安全性和有效性评估。I 期试验通常涉及较少受试者，且仅能检测出一些常见的不良事件；II 期试验通常每组招募数百人，旨在提供有关抗原含量、疫苗成分、疫苗配方、连续剂量的作用及常见反应等信息，为 III 期试验候选疫苗的选择提供依据；III 期试验所得到的安全性数据主要取决于样本数量（大约 100—100000 人）和观察时间（通常少于 30 天），这个阶段一般也只能观察统计出常见的局部反应和全身反应的发生率。

大多数临床试验的研究设计必须包括对照（接受安慰剂或替代疫苗）组，并且在试验过程中，研究者和受试者都不知道哪些人接受的是研究疫苗，哪些人接受的是安慰剂，这就是所谓的双盲试验。通过对观察、记录得到的不良事件进行分析、统计与比较，可推断出大多

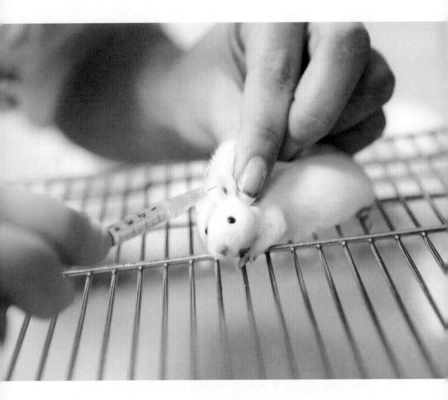

　　由于小白鼠的功能代谢与人体相似，科学家们往往把研究出来的新药或疫苗先在小白鼠身上进行实验，为后续的临床试验提供数据基础。

数不良事件和疫苗接种之间是否存在因果关系。

但受上市前样本数量的限制，研究人员不一定能检测到某些罕见的、延迟的或仅在特定人群中发生的不良反应，因此对疫苗安全性进行上市后的评估至关重要。

延伸阅读：为什么疫苗都打在胳膊上

准确地说，这里的"胳膊"指上臂的三角肌。一方面，这个部位的肌肉比较发达，血管少，可满足大多数疫苗的注射量要求（疫苗的注射量大约是 0.1—0.5ml），而且皮下脂肪层薄，离主动脉第一分支近，疫苗注射后吸收快，能迅速进入人体循环产生免疫效应。另一方面，胳膊注射也更加便捷，适合群体注射。虽然臀大肌（臀部中最大的一块肌肉）也常用于注射，但这个部位脂肪层厚，血液循环相对较差，会导致疫苗不易吸收，丰富的神经末梢也会导致痛感更明显。

上市后：跟踪监测是"防护网"

与以往疫苗上市后的评估主要依靠被动监测（如家

长主动报告儿童接种后的不良反应）和流行病学研究不同，得益于上市后的 IV 期试验、基于真实世界的研究和预先建立的大型数据库，如今人们研究特定接种后罕见不良事件的能力大大提升，甚至能够检测到特定制造商或特定批次疫苗的不良事件发生率的变化。

自 2005 年以来，我国就建立了疫苗异常反应的监测系统，目的是及时跟进上报时间、数据、调查和诊断情况。强大的疫苗安全监测系统，仿佛是一张 360 度无死角的防护网，有助于快速识别和应对潜在的疫苗安全问题。在大规模疫苗接种活动中监控疫苗的安全性尤其重要，比如此次新冠肺炎大流行后的疫苗接种，这是有史以来全球规模最大、强度最大的疫苗接种行动。在短短不到一年的时间里，世界各国争分夺秒，以前所未有的速度批准了近 10 款生产工艺和机制各不相同的新冠肺炎疫苗上市。考虑到接种人群可能多达数十亿人，为了及时、快速地发现任何不良事件，各国纷纷加强了对疫苗安全性的监测，这种广泛的国际合作为今后改善对疫苗安全性的跟踪提供了有效的模型。

延伸阅读：疫苗会带来哪些不良反应

接种疫苗的不良反应，由疫苗本身所固有的特性引起，与每个人的个体差异有关。

常见的不良反应包括局部反应和全身反应，大多数临床症状轻微，不会引起组织损伤和功能障碍。

局部反应一般在接种疫苗后 24 小时内发生，注射局部可出现红晕、轻度肿胀和疼痛，1—2 天内可逐渐消失。轻度无须处理，较重者可局部热敷。

全身反应包括发热、头痛、乏力及不适，还会有恶心、呕吐、腹痛和腹泻等。发热（多数为低热至中等程度）一般出现于接种疫苗后数小时至 24 小时内，持续 1—2 天，很少超过 3 天。轻度无须特殊处理。

都是疫苗惹的祸吗

一个最不愿看到的结果是，"疫苗的安全性存在严重问题"这样的观念已被一些人视为事实。特别是当各种慢性病尚未找到较明确的病因时，随着免疫接种的普遍开展，人们很容易将所有慢性病和接种疫苗建立起一种假想的联系。

误解之一是全细胞百日咳疫苗会导致永久性脑损伤。1974 年，英国儿童医院的库伦坎普夫（M. Kulenkampff）医生及其同事报告了接种全细胞百日咳疫苗后出现的 22 例智力障碍和癫痫儿童，新闻媒体随后大肆报道。在接下来的几年，因担心出现不良反应，英国儿童的百日咳疫苗接种率从 81% 下降到 31%，导致超过 10 万例百日咳病例和 36 例死亡。受到该报告的影响，日本、瑞典和英国威尔士的接种率也一路下降，由百日咳引起的死亡人数则上升。

后来，许多设置对照组的临床研究发现，接种全细胞百日咳疫苗的儿童中，智力迟钝和癫痫的发生率与未接种疫苗的儿童相似。

误解之二是接种后出现的死亡是疫苗引起的。如果在接种疫苗后不久发生死亡，很多人会怀疑这和疫苗有关。从历史上看，最受关注的莫过于婴儿猝死综合征（SIDS）。20 世纪 80 年代中期，反疫苗组织率先提出"全细胞百日咳疫苗可引起 SIDS"。90 年代初，当乙肝疫苗被推荐用于新生儿时，一个广受欢迎的电视新闻

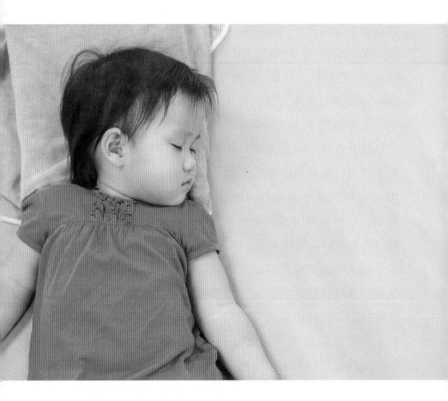

　　人们虽然至今尚未找到导致 SIDS 的直接原因，但通过数据分析，还是总结出了一些可降低 SIDS 风险的方法，其中最有效的就是调整婴儿的睡眠姿势。

节目抛出这样一个问题：疫苗是否会引起 SIDS？其实，SIDS 的发病高峰期在出生后 2—3 个月，恰恰是大部分婴儿集中接种疫苗的时间段，也就是说，SIDS 与疫苗接种属于同时偶发，纯属巧合，即便没有接种疫苗，也有可能出现死亡。

自 20 世纪 90 年代初以来，美国的 SIDS 死亡人数持续下降，原因有很多，包括建议改变睡眠姿势等。大量证据显示，疫苗接种（无论是接种全细胞百日咳疫苗还是同时接种多种疫苗）与 SIDS 的发生不存在因果关系。美国的一个安全监测系统——疫苗安全数据链（VSD）也曾对超过 1300 万的疫苗接种者进行分析，发现接种疫苗后 1 个月或 2 个月的人群死亡率低于美国一般人群，且死亡原因相似，这再次表明疫苗接种并不会增加死亡风险。

误解之三是接种疫苗会导致癌症。在 20 世纪 50 年代末和 60 年代初，科学家们发现用于制备脊灰灭活疫苗、脊灰减毒活疫苗和灭活腺病毒载体疫苗的猴肾细胞中潜藏着猿猴病毒 40（SV40）。后来，研究人员在某些较为罕见的癌症患者的活检样本中也发现了 SV40 的基因片段，从而导致一些人推测疫苗接种与随后的癌症发展之间存在联系。

然而，在未曾接受过 SV40 污染疫苗的癌症患者中，其癌细胞也存在 SV40 的遗传残留物。流行病学研究表明，与未接种脊灰疫苗的人相比，1955—1963 年接种脊灰疫苗的人患癌症的风险有所增加。

由于免疫接种通常面向健康者，且经常被推荐或强制执行，以提供社会和个人保护，因此疫苗必须保持很高的安全标准。但和所有医疗干预措施一样，疫苗并非完全没有副作用或产生其他不良后果的风险。及时、可信和有效的监控系统，以及对已发现的安全问题做出迅速反应等措施，对预防疫苗接种的不良事件、提高人们对免疫接种的信心至关重要。

延伸阅读：传统的疫苗中有哪些成分

抗原：疫苗中最主要的活性成分，可诱导机体产生免疫反应。它可能是病原体的一小部分，如蛋白质或糖，也可能是整个病原体的弱化或灭活形式。

防腐剂：最常用的是 2- 苯氧基乙醇，已在多种疫苗中使用多年，本身对人体几乎没有毒性，同样应用于一些化妆品及护肤品中。不过，也有一些疫苗不含防腐剂。

稳定剂：可防止疫苗内部发生化学反应，并防止疫苗成分附着在疫苗瓶上。包括糖（乳糖、蔗糖）、氨基酸（甘氨酸）、明胶和蛋白质等。

表面活性剂：可防止疫苗液体形式的元素沉淀和结块，能使疫苗的所有成分较为均匀稳定地混合在一起。也常用于冰激凌一类的食品中。

残留物：在疫苗制备或生产过程中使用的各种物质，并非疫苗的活性成分，残留量非常少，通常为百万分之几或十亿分之几。包括卵白蛋白、酵母或抗生素。

稀释剂：用于将疫苗稀释至正确浓度的液体。最常用是无菌水。

佐剂：使疫苗在注射部位停留更长时间，或刺激局部免疫细胞，可提高机体的免疫反应。常见有铝盐（如磷酸铝、氢氧化铝或硫酸铝钾）。由于人们本身就通过饮食定期摄入铝，因此极少量的铝不会导致健康问题。

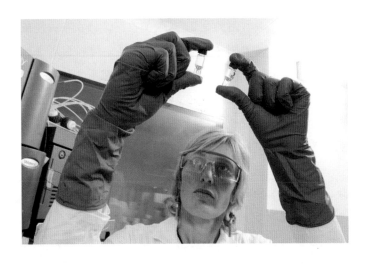

研究人员在疫苗生产过程中仔细检查瓶子。

　　我们之所以不懈地推进疫苗安全性监测，并应用最新的生物技术以提高疫苗的安全性，目的就是预防和减少传染病的发生，提高人类的健康水平。疫苗是高科技的成果，也是人类智慧的结晶，科技发展的日新月异将为疫苗的产品质量保驾护航。科技创新没有终点，我们对疫苗安全性的追求也永无止境。

反疫苗运动：令人悲伤的误解

　　麻疹是一种常见的呼吸道传染病，由于其传染性非常强，因此在人们普遍接种麻疹疫苗前，发病率非常高。20世纪60年代初，仅美国每年就有近50万例报告病例。后来，随着麻疹减毒活疫苗的普及，麻疹病例数量急剧下降，到2000年，美国宣布已根除了麻疹，也就是说不再有本地传播病例。可是，在2014年冬天，曾经宣告绝迹的麻疹又在美国出现了暴发流行，这是怎么回事呢？

被阴影笼罩的度假胜地

　　2014年11月，美国大部分地区遭遇了前所未有的寒潮，只有南加州幸免于难，因此位于该地的迪士尼乐园成了热门的度假胜地，单日游客量突破130万人次，创下历史最高纪录。

　　一切看起来都是那么的欢乐祥和，直到一位麻疹感染者来到乐园。在他未被确诊的那段时间，已有数十名

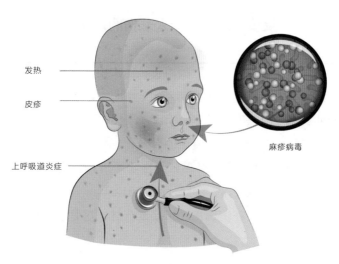

发热

皮疹

上呼吸道炎症

麻疹病毒

麻疹的主要症状

儿童被感染。2015 年 1 月中旬，又有 50 例新发麻疹病例经确认与迪士尼乐园疫情相关。在疫情蔓延的同时，这位麻疹感染者又导致 113 人感染。其中有多例感染者需要住院治疗，遏制每例感染的成本高达 11000 美元，这对当时的美国来说无疑是一场公共卫生灾难。

其实，这场悲剧原本是完全可以避免的。作为 3 价麻疹 - 腮腺炎 - 风疹（MMR）疫苗的一部分，麻疹疫苗的有效率接近 100%。不幸的是，加利福尼亚州的疫苗接种率低至 60%，以至于无法建立起群体免疫，所有人都处于危险之中。

从 2008 年起，麻疹病例在美国逐年增多，大有死灰复燃的迹象。2014—2015 年，美国 7 个州暴发麻疹疫情，147 人感染病毒并将其传播到加拿大及墨西哥，其中一起就是上文提到的迪士尼乐园暴发案例。

权威医学期刊《美国医学会杂志》对 2000 年以来本国的麻疹病例进行了分析，发现 1416 例麻疹患者中仅有 14.1% 接种了麻疹疫苗。未接种疫苗的患者主要为儿童，其中 70.6% 的父母都以非医学的理由（比如宗教信仰）拒绝接种疫苗。2017 年，美国明尼苏达州暴发了近 30 年来最严重的麻疹疫情，并向美国各地蔓延。2019 年，麻疹疫情在华盛顿州持续扩散，华盛顿州长不得不宣布全州进入紧急状态，有的学校还规定所有未接种疫苗的儿童都不得上学。

研究发现，未接种疫苗的儿童患麻疹的风险是已接种疫苗的儿童的 35 倍；同时，社区里未接种疫苗的儿童越多，麻疹的发生率越高。由此可见，拒绝接种疫苗是导致麻疹再次流行于美国的重要原因。

历史上的麻疹与麻疹疫苗的诞生

现代分子生物学的研究显示，麻疹是在公元 500 年之后才成为一种人类疾病的。这种地方流行病一直驻扎在一个社区中，因此很多人都产生了抵抗力；但一旦被传入从未接触过麻疹的人群中，就有可能造成灭顶之灾。

1529 年，古巴暴发麻疹，造成三分之二曾在天花中幸存下来的本地人死亡。两年后，洪都拉斯一半人口死于麻疹。除此之外，它还席卷了墨西哥、中美洲和整个印加帝国。据统计，在 1855—2005 年的 150 年间，麻疹造成全球约 2 亿人死亡。而在疫苗被推广应用之前，全世界每年有 700 万—800 万儿童死于麻疹。

1954 年，科学家从一名来自美国的名叫大卫·埃德蒙斯顿的男孩体内分离出麻疹病毒，并在鸡胚胎组织培养物上进行了适应和传代。莫里斯·希勒曼利用埃德蒙

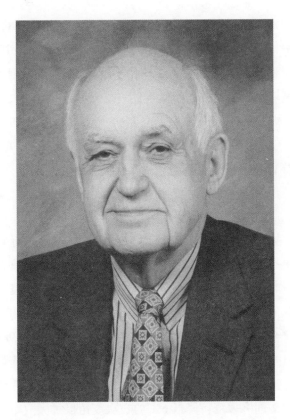

　　莫里斯·希勒曼研发了40多种疫苗，包括麻疹、腮腺炎、风疹、甲肝、乙肝、脑膜炎、肺炎和流感。作为疫苗安全的坚定倡导者，他总是不知疲倦地工作，只为完善疫苗成分，消除潜在的副作用。

斯顿病毒株成功开发出第一支麻疹疫苗，并于 1963 年
在美国获批使用。此后，科学家们又陆续开发了 20 多
种新型减毒麻疹疫苗。与原始的埃德蒙斯顿疫苗相比，
新型麻疹疫苗相关的不良事件的发生率和严重性大大降
低，尤其是发热和皮疹。

麻疹曾在美国一度绝迹

作为最早建议常规使用麻疹疫苗的国家之一，美国
曾先后经历了三次广泛的接种运动。

第一次是在 1966 年，对 12 个月大的婴儿进行常规
的单剂量麻疹疫苗接种。第二次是在 1978 年，随着接
种策略改为通过单剂疫苗实现多数人群的麻疹免疫力，
美国麻疹的发病率急剧下降，从每 10 万人中约 300 例
下降到 1982—1988 年的每 10 万人中约 1.3 例。1989—
1991 年，由于以前的孩子只接种了 1 剂疫苗，麻疹再次
暴发流行，因此美国建议对儿童进行常规免疫，并通过
接种 2 剂麻疹疫苗降低 5% 的初次疫苗接种失败率（即
首次接种后未能产生保护性免疫应答）。1993 年，儿童
免疫倡议（Children's Vaccine Initiative，CVI）呼吁再次

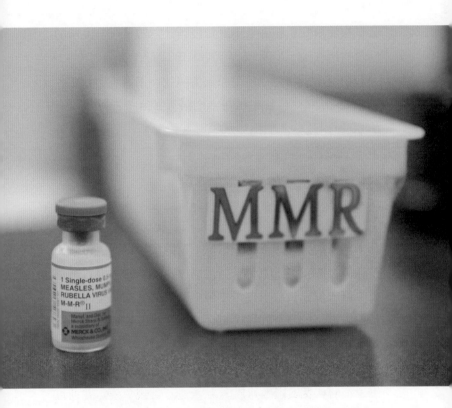

　　得益于麻腮风联合疫苗广泛接种建立起的人群免疫，美国于 2000 年宣告本土消灭了麻疹，但而后随着疫苗接种率的下降，麻疹疫情死灰复燃。

尝试根除麻疹。随着 2 剂麻疹疫苗计划的推进，美国的麻疹病例数进一步降低，达到每 100 万人中少于 1 例。

得益于疫苗建立的公共卫生防线，美国疾病预防控制中心于 2000 年宣布已在本土消灭了麻疹，每年仅有约 60 例国外输入病例。从那时起，麻疹就几乎在美国本土绝迹了。

反疫苗运动愈演愈烈

好景不长，一些家长对疫苗的态度渐渐发生了变化，越来越多的人开始拒绝或推迟疫苗的接种。据统计，在参加调查的儿科医生和家庭医生中，93% 的人报告每月至少有一位家长要求推迟疫苗接种，这一方面是因为家长们对疫苗的安全性过度担忧，以及对不接种疫苗可能带来的疾病危害认识不足，另一方面是因为家长们受到一些有关疫苗和疫苗安全性的错误信息的影响，从而产生了不同程度的困惑和焦虑。

这一切都源于 20 世纪 90 年代后期发生的两件事。1998 年，英国胃肠病学家安德鲁·韦克菲尔德（Andrew Wakefield）在《柳叶刀》上发表了一篇文章，推测

MMR 疫苗成分与自闭症之间有潜在联系，这在医学界引起了巨大反响。虽然很多人对这一推断性的观点表示极大的怀疑，但大家在如何回应上意见并不统一。这反而让韦克菲尔德钻了空子，他趁机操纵媒体大肆宣传自己的观点，还被很多人奉为反疫苗的"斗士"。

第二件事是 1999 年美国食品药品监督管理局和美国儿科学会做出了一个杞人忧天的决定，即在没有充分证据证明疫苗中极微量的硫柳汞（一种汞基防腐剂，可阻止疫苗瓶中细菌和真菌的生长）会导致不良反应的情况下，建议立即从标准的儿科疫苗中除去硫柳汞。这一毫无缘由的调整引起了公众广泛的关注，并最终助长了一场由家长领导的草根运动"水银妈妈"（Mercury Moms），家长们坚信硫柳汞是引起孩子自闭症的原因。更糟糕的是，"水银妈妈"和韦克菲尔德的追随者们联手发起了声势更为浩大的反疫苗运动，导致越来越多的人将守卫自己健康的疫苗拒之门外。

疫苗接种回到正轨

直到 2010 年，《柳叶刀》终于承认韦克菲尔德在研究和发表过程中可能存在欺诈行为，并正式将其论文撤稿。

此后，越来越多的儿科实践指南也制定了相关政策，称幼儿园和学校将拒绝接纳不接种疫苗的孩子入学。这一强制性措施的出台，既顺应了广大被感染儿童家长的呼声，也基于可靠的医学基础：没有接种疫苗的儿童不仅自己容易感染疾病，还可能感染身边的易感人群，造成更为严重的后果。但这一系列补救措施似乎为时已晚，美国不同地区先后出现了麻疹流行，消除"反疫苗运动"的影响任重道远。

作为历史上最成功、最具成本效益的医学干预措施之一，自 20 世纪初以来，接种疫苗一直是延长人类寿命的重要手段。公共卫生官员几乎从没想过疫苗计划的实施会引起民众的抗拒，毕竟当一种危险的传染病暴发流行时，人们一定会将注意力更多地集中在预防上。但事实是当一些传染病（比如麻疹）得到较好的控制后，大众开始对疫苗的安全性产生疑虑。更令人遗憾的是，一旦接种率下降并出现疫情，多年积累的对传染病的控制效果极有可能"一夜回到解放前"。

延伸阅读：什么是群体免疫

人们接种疫苗后通常可获得保护。但并非每个人都能接种疫苗，比如患有削弱免疫系统的基础病症（如癌症或艾滋病）或对某些疫苗成分严重过敏的人可能无法接种某些疫苗。如果这些人生活在接种过疫苗的人群中，他们基本上是安全的，因为大多数人都具有免疫力，病原体便很难传播。接种疫苗的人数越多，无法接种疫苗的人接触到有害病原体的可能性就越小，这就是群体免疫的概念。

对那些不能接种疫苗的易感人群来说，群体免疫具有非常重要的作用。尽管没有一种疫苗能提供100%的保护，但通过群体免疫，这些人将因其周围的人进行免疫接种而得到相当大的保护。

对疫苗接种这一群体性的公共卫生干预措施而言，科学家不断创新、研发高效安全的疫苗只是其一，其二是要让公众普遍认识到疫苗接种的重要性，他们对疫苗的态度将直接影响接种效果与疾病防治。只有绝大多数人接种了疫苗，才有可能建立免疫屏障，有效控制疫情，否则即便开发出保护率为 100% 的疫苗也是徒劳，因为疫苗只能保护接种的个体，而少数人接种并不能阻止疾病在整个人群中的流行。

这张照片记录了希勒曼 1 岁的女儿柯尔斯滕·珍妮·希勒曼（Kirsten Jeanne Hilleman）接种腮腺炎疫苗的过程。

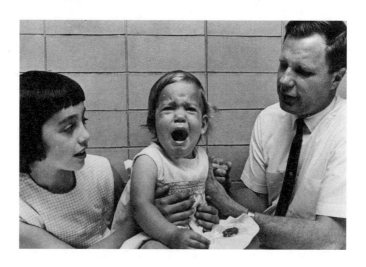

未来已来：mRNA 疫苗面面观

从疫苗的发展历史看，如果把减毒活疫苗和灭活疫苗归为第一代疫苗，把重组蛋白疫苗等组分疫苗归为第二代疫苗，那么第三代疫苗主要指核酸疫苗。目前，第一代和第二代疫苗是正在人群中大规模使用的疫苗的主力，而在新冠疫情暴发之前，从来没有一款正式获批大规模用于临床的核酸疫苗。

核酸疫苗主要分为脱氧核糖核酸（DNA）型疫苗和核糖核酸（RNA）型疫苗，mRNA 疫苗属于后者，目前获批紧急使用的新冠核酸疫苗都是 mRNA 疫苗。在大多数人眼里，mRNA 疫苗是在抗击新冠疫情的过程中"一战成名"的，毕竟此前没有任何一个国家批准过这种疫苗。但和许多重大的科学突破一样，mRNA 技术的出现并非一日之功，而是经历了长期的积累与投入。

发现 mRNA：一场科学界的接力

1944 年，洛克菲勒研究所的埃弗里等人提出 DNA

是遗传的物质基础。1953年，沃森（James Watson）和克里克（Francis Crick）发现了DNA的双螺旋结构，开启了分子生物学时代。随着"生命之谜"被破解，人们逐渐了解了遗传信息的构成和传递的途径。

1961年，在加州理工学院的一个实验室，科学家首次成功提取出mRNA，并对其功能和生物学行为进行了充分的研究。他们发现，在DNA和蛋白质之间有一个负责传递信息的"中间人"，也就是mRNA。

直到1990年，威斯康星大学的乔恩·沃尔夫（Jon Wolff）等人才首次报道将mRNA注射至小鼠的骨骼肌内，可表达相应的蛋白质并使小鼠产生免疫反应，这揭示了mRNA技术用于疫苗研究的可能性。两年后，又有研究者将编码激素的mRNA直接注射至小鼠的大脑，发现可以缓解尿崩症，这说明mRNA具备成为治疗性药物的潜力。

mRNA疫苗的原理是将编码疾病特异性抗原的mRNA引入体内，利用宿主细胞的蛋白质合成机制产生抗原，从而触发免疫应答，起到预防疾病的作用。

如果将人体比作一台机器，那么数百万种微小的蛋

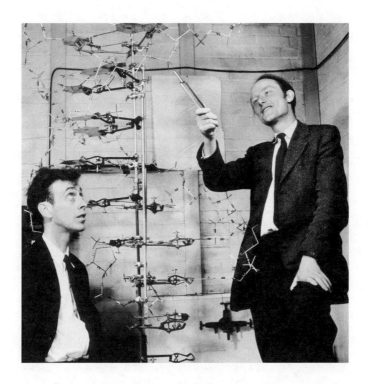

　　沃森和克里克表示，DNA 分子呈螺旋状，看起来像一个扭曲的阶梯，这种形状使 DNA 链能够在很小的空间内携带大量信息。他们在实验室里用金属板和金属棒制作了一个 DNA 模型。DNA 双螺旋结构的发现和相对论、量子力学被誉为 20 世纪最重要的三大科学发现。

白质便是维持机器运行的零部件，mRNA 则是制造零部件的总指挥。也就是说，mRNA 序列注入人体后，跳过了体外合成蛋白质的过程，直接在人体细胞内生产能够触发免疫反应的蛋白质，相当于针对免疫系统进行"战前演习"，使其产生对特定病原体的免疫记忆。这样当真正的病原体进入人体时，免疫细胞便如同训练有素的军队，能够快速识别病原体，向其发起精准的攻击。

科学研究从来不是一个人或一代人的事，而是需要一代又一代科研人员接力实现的。对很多人来说，mRNA 是一个新概念，但其实这项技术已默默发展了数十年。

随着研究的不断深入，科学家们对 mRNA 的兴趣越来越大，因为他们可以在实验室中使用现成的材料开发这种疫苗，并将一些实验室内进行的工作转移到人体内，这意味着疫苗的生产过程可以标准化、规模化，疫苗开发的速度也将比传统的方法更快。

延伸阅读：传递信息的"中间人"

　　mRNA，即 messenger RNA（信使 RNA），由 DNA
的一条单链作为模板转录而来，是携带遗传信息并能指
导蛋白质合成的一类单链 RNA。通俗地说，mRNA 复制
了细胞核中双链 DNA 一条链的遗传信息，随即离开细
胞核。在细胞质中，核糖体沿着 mRNA 移动，读取其碱
基序列，并翻译成相应的氨基酸，最终形成蛋白质。

mRNA 疫苗的独门秘籍

　　"天下武功，唯快不破。"和其他类型的疫苗相比，
mRNA 疫苗最大的优势就是快速，只要掌握了病原体的
基因序列，就可以迅速研制出 mRNA 疫苗。设计和构
建上的快捷、对病毒变异的高度应变能力，以及高效的
通用性全合成生产工艺平台、易于标准化生产等技术优
势，决定了 mRNA 疫苗生产环节少，研发周期短，工
艺相对简单，能够迅速量产。新冠病毒基因序列发布 42
天后，科学家们就设计出了第一款 mRNA 疫苗。即使
病毒变异导致疫苗失效，mRNA 技术也可以在很短的时

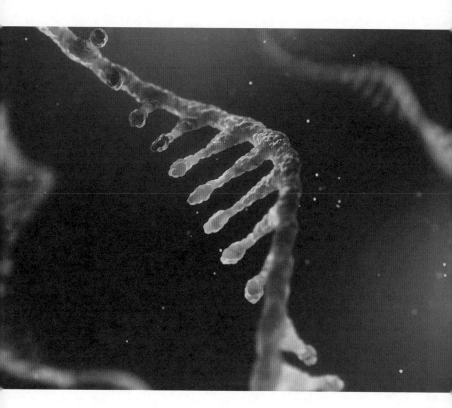

信使 RNA（mRNA）的单链结构

间内（1—2个月）改变mRNA序列，推出升级版的疫苗。可以说，mRNA技术不仅满足了传染病暴发时快速研发和大规模、低成本、灵活性生产应急性疫苗的要求，也是今后人类对抗各种新发传染病的重要手段。

mRNA疫苗的第二个优势是安全。因为无须在实验室培养大量活病毒，所以生产过程中不可能出现病毒泄露的情况。另外，mRNA疫苗通常不需要添加免疫佐剂，这就避免了佐剂可能引起不良反应的风险。当然，作为一种全新机制的疫苗，mRNA疫苗的安全性还有待在大规模的临床运用中进行验证，上市后的跟踪监测也必不可少。

mRNA疫苗的第三个优势是高效。传统的灭活疫苗通过添加佐剂来增强体液免疫和抗体反应，但通常不能诱导细胞免疫。而基于mRNA平台开发的疫苗可同时刺激机体产生特异性的体液免疫和细胞免疫，保护更为全面。

mRNA疫苗的三大难题

既然mRNA疫苗从理论上来看具有如此大的优势，为何新冠疫情暴发前没有任何一款mRNA疫苗问世呢？

其实长期以来，mRNA 疫苗的研究受到分子的不稳定性、免疫刺激不足和 mRNA 递送时的低表达水平等限制一直进展缓慢。所幸科学家们没有放弃对 mRNA 技术的探索，历经 20 多年终于攻克了上述难题。

科学家们首先认识到，RNA 分子之所以不稳定，是因为环境中存在大量可分解 RNA 的酶——RNase，只要避免让 RNA 接触 RNase，或用试剂消除容器中的 RNase，RNA 反而是一种相对稳定的物质，并能以冻干形式在环境温度下长期储存。

对一款疫苗来说，不能引起足够的免疫反应是最致命的，如果这个问题无法解决，mRNA 疫苗的研发就会前功尽弃。刚开始，科学家们把在实验室设计、合成得到的 mRNA 疫苗用于动物实验时，发现小鼠没有产生任何免疫反应，也就是说疫苗没有发挥作用。后来经过深入的研究，他们发现原来 mRNA 是被小鼠的免疫系统当作外来异物直接清除了，但和 mRNA 同属 RNA 家族成员的 tRNA（转运 RNA）却成功躲过了免疫系统的追踪。反复比对 mRNA 和 tRNA 的组成后，科学家们终于发现了两者的差别。

　　2005 年，美国宾夕法尼亚大学的研究人员卡塔琳·卡里科（Katalin Kariko）和德鲁·维斯曼（Drew Weissman）利用 mRNA 修饰技术解决了这一难题。两人联名发表论文，称找到了 mRNA 的"致命弱点"。论文证明，mRNA 之所以能引起宿主的免疫反应，关键在于一种叫作尿嘧啶的核苷酸。如果能修改其核苷部分，

卡里科四十年如一日地在 mRNA 领域辛勤耕耘，她的研究为 mRNA 新冠疫苗的成功奠定了坚实的基础。

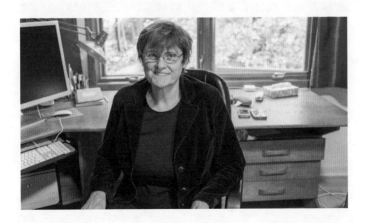

用一个假尿嘧啶代替原来的成分，就能大大降低树突细胞（dendritic cells, DCs）识别出该 mRNA 的可能性，帮 mRNA 绕过免疫系统。

为什么 mRNA 看似无所不能，却很难用于临床实践？主要原因在于 mRNA 进入生物体内非常低效，也就是说，mRNA 需要在一种有效载体的帮助下进入细胞。为了提高 mRNA 的稳定性，使其更容易进入细胞，2015 年，科学家们将 mRNA 制成微小脂肪粒，即脂质纳米颗粒（lipid nanoparticles, LNPs），果然显著改善了 mRNA 疫苗的信息传递效率。一方面，脂质纳米颗粒具有较好的生物相容性和生物降解性，可保护封装的药物不被降解或被免疫系统清除；另一方面，有效的药物包装也可大大降低给药剂量。

至此，mRNA 疫苗的三大难题被逐一破解，全新的 mRNA 疫苗呼之欲出。

从概念到落地：透过 mRNA 疫苗看未来

在新冠疫苗出现之前，大部分关于 mRNA 疫苗的早期研究都集中在癌症领域。癌症疫苗是治疗性的，而不是预防性的，旨在针对肿瘤细胞优先表达的肿瘤相关抗原。目前涉及的临床试验适应征包括乳腺癌、非小细胞肺癌、黑色素瘤、多发性骨髓瘤等，其中多项已进入 II 期临床研究阶段。

针对感染病领域的 mRNA 疫苗临床研究也不少，包括狂犬病毒、人偏肺病毒、寨卡病毒、巨细胞病毒和 HIV 等，其中针对 HIV 的多项临床试验已进入 II 期临床研究阶段。最近的动物研究结果表明，除了癌症和传染病外，RNA 疫苗或许还能用于预防或治疗过敏和自身免疫性疾病。

原本这些关于 mRNA 疫苗的研究都在不急不慢地进行着，加上审批的时间，mRNA 疫苗问世至少还需要 5—7 年。但疫情的暴发改变了这一切，各国政府的资源投入及就此展开的国际合作达到了前所未有的水平，几个月内就通过有效性数据和大规模应用为 mRNA 疫苗提供了概念性验证。

2020 年 7 月，基于 mRNA 技术的新冠疫苗 III 期临床试验启动。当 III 期临床研究完成，准备提交监管部门批准时，企业便已开始大规模生产储备。11 月 16 日，

Moderna 公布了 III 期临床数据，3 万名接种者中的疫苗有效率达到 94.5%，重症保护率为 100%。11 月 9 日，BioNTech 的III期临床数据显示，mRNA 疫苗有效率超过 90%。12 月，两家公司的新冠 mRNA 疫苗先后在多国获批上市，这场人类历史上最大规模的疫苗接种行动自此拉开序幕。

延伸阅读：如何计算疫苗的保护率

疫苗保护率的计算公式是：（对照组发病率 − 接种组发病率）/ 对照组发病率 ×100%。

举个例子，参加研究的测试者共 10000 人，他们被分为两组，即"试验组"和"对照组"，各 5000 人。在不知情的情况下，试验组的人接种疫苗，对照组的人则只接种安慰剂。让这 10000 人在同一个高风险环境中生活，随后对比两个组的情况。如下图所示，如果试验组有 1% 的人受感染，对照组有 4% 的人受感染，那么疫苗的保护率就是（4%-1%）/4%=75%。

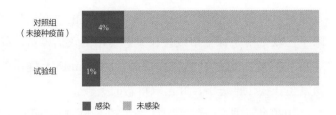

若试验组无人受感染，而对照组仍有 4% 的人受感染，保护率就是 100%。若两组感染比例相同，保护率就是 0。

保护率的百分比多高才最理想呢？世界卫生组织认为保护率达 50% 的疫苗就算合格，也就是说接种疫苗可使感染率降低 50%。

但由于不同疫苗的临床研究所涉及的时间、地区、人群等情况不同，统计口径也存在差异，因此无法直接对疫苗的优劣进行比较。此外，保护率百分比的计算和如何定义"感染者"有关，比如：单次核酸检测阴性但表现出症状的患者是否算感染者？由此可知，将不同研究中得到的疫苗保护率数值直接比高低并不科学。

国产 mRNA 疫苗取得新突破

自新冠疫情暴发以来，我国采取多头并进的疫苗研发思路，目的是为疫情防控提供不同种类的"武器"。除了已获批附条件上市或授权紧急使用的灭活疫苗、腺病毒载体疫苗和重组蛋白疫苗外，国产 mRNA 疫苗的研发也在稳步推进中，并已取得新的突破。

2020 年 7 月 23 日，我国科学家在国际顶级期刊《细胞》上报道了自主研发的首个针对新冠病毒的耐高温 mRNA 疫苗——ARCoV。众所周知，疫苗必须冷藏保存，一般在 2℃—8℃ 的环境下是安全的。mRNA 疫苗因稳定性较低，对储存条件的要求更为严苛。比如 BioNTech 称其疫苗需要 -70℃ 储存，Moderna 的疫苗虽稍显"皮糙肉厚"，但在运输中也需要保持 -20℃ 冷冻。相较于国外这两款 mRNA 疫苗，ARCoV 则可实现在 2℃—8℃ 环境下保存，突破了 mRNA 疫苗必须超低温冷链运输的技术瓶颈。目前，这款"中国制造"的 mRNA 疫苗已进入 III 期临床研究。

2019 年 11 月，美国国家过敏和传染病研究所（NIAID）的安东尼·福奇（Anthony Fauci）和约翰·马斯科拉（John Mascola）在《自然免疫学评论》期刊上写道："mRNA 有可能成为一个快速灵活的疫苗平台。

由基因序列开始，几周内就可以生产出 mRNA 疫苗。"

　　2020 年新冠疫情暴发，mRNA 技术准备就绪，成就了一次天时地利的历史巧合。历经约 40 年的上下求索，mRNA 技术终于翻开了新篇章。从新冠疫苗到癌症治疗，未来 mRNA 技术或许将逐步涉足更多的疾病领域。

辉瑞公司开发的 mRNA 疫苗需要在极低的温度下储存。

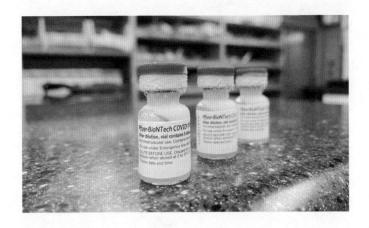

疫苗发展大事记

天花疫苗
爱德华·詹纳发表关于牛痘可以预防天花的论文

1798

狂犬病疫苗
路易·巴斯德通过人工减毒技术开发出划时代的减毒活疫苗

1885

白喉类毒素疫苗
西奥博尔德·史密斯通过类毒素在动物中成功预防白喉

1907

鸡胚绒毛尿囊膜培养技术
欧内斯特·古德帕斯特发明了更为廉价、安全的病毒培养技术

1931

体外组织培养技术
恩德斯、韦勒与罗宾斯开发出新的体外组织培养技术，使病毒培养更为安全

1949

脊髓灰质炎注射疫苗
乔纳斯·索尔克开发出灭活的脊髓灰质炎疫苗

1955

脊髓灰质炎口服疫苗
阿尔伯特·萨宾开发出脊髓灰质炎的减毒活疫苗

1963

多糖疫苗
通过纯化细菌荚膜多糖开发出脑膜炎奈瑟菌、肺炎球菌等疫苗

1970

重组疫苗
首款基因重组的乙肝疫苗问世

1986

结合疫苗
开发出多糖共价结合蛋白的b型流感嗜血杆菌疫苗

1987

HPV 疫苗
HPV 疫苗采用基因重组的技术，中国科学家周健作出了重要贡献

2006

新冠大流行与疫苗开发
由于新冠病毒全球大流行，采用全新技术的 mRNA 疫苗和腺病毒载体疫苗在不到一年的时间内获批上市

2020

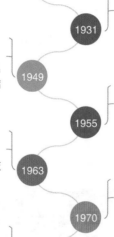

国家免疫规划疫苗儿童免疫程序表（2021 年版）

可预防疾病	疫苗种类	接种途径	剂量	英文缩写	出生时	1月	2月	3月	4月	5月	6月	8月	9月	18月	2岁	3岁	4岁	5岁	6岁
乙型病毒性肝炎	乙肝疫苗	肌内注射	10μg 或 20μg	HepB	1	2					3								
结核病[1]	卡介苗	皮内注射	0.1ml	BCG	1														
脊髓灰质炎	脊灰灭活疫苗	肌内注射	0.5ml	IPV			1	2											
脊髓灰质炎	脊灰减毒活疫苗	口服	1粒 或 2滴	bOPV					3								4		
百日咳、白喉、破伤风	百白破疫苗	肌内注射	0.5ml	DTaP				1	2	3				4					
	白破疫苗	肌内注射	0.5ml	DT															5
麻疹、风疹、流行性腮腺炎	麻腮风疫苗	皮下注射	0.5ml	MMR								1		2					
流行性乙型脑炎[2]	乙脑减毒活疫苗	皮下注射	0.5ml	JE-L								1			2				
	乙脑灭活疫苗	肌内注射	0.5ml	JE-I								1、2			3				4
流行性脑脊髓膜炎	A群流脑多糖疫苗	皮下注射	0.5ml	MPSV-A							1		2						
	A群C群流脑多糖疫苗	皮下注射	0.5ml	MPSV-AC												3			4
甲型病毒性肝炎[3]	甲肝减毒活疫苗	皮下注射	0.5ml 或 1.0ml	HepA-L										1					
	甲肝灭活疫苗	肌内注射	0.5ml	HepA-I										1	2				

注：
1. 主要指接种卡介苗，预防儿童结核性脑膜炎、粟粒性肺结核等。
2. 选择乙脑减毒活疫苗接种时，采用两剂次接种程序。选择乙脑灭活疫苗接种时，采用四剂次接种程序；乙脑灭活疫苗第1、2剂间隔7～10天。
3. 选择甲肝减毒活疫苗接种时，采用一剂次接种程序。选择甲肝灭活疫苗接种时，采用两剂次接种程序。

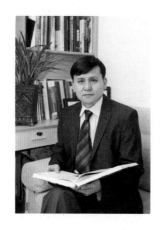

张文宏，教授、博士生导师，教育部长江学者特聘教授。现任复旦大学附属华山医院感染科主任，国家传染病医学中心主任，复旦大学临床医学院内科学系主任，上海市新冠肺炎医疗救治专家组组长兼公共卫生专家组共同组长，上海市传染病与生物安全应急响应重点实验室主任。荣获国家卫生健康突出贡献中青年专家、全国抗击新冠肺炎疫情先进个人、全国优秀共产党员、全国科普工作先进工作者、国家健康科普专家库入选者等称号。长期从事感染性疾病的发病机制与诊疗研究，牵头了国家多项传染病重大专项课题，获全国创新争先奖、上海市科技进步一等奖、上海市市长质量奖等多项奖项。

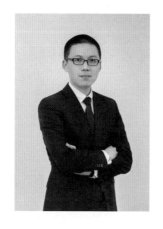

王新宇，内科学博士。现任复旦大学附属华山医院感染科副主任医师、"旅行门诊"主诊医师、浦东院区感染科执行主任，国际旅行医学学会认证医师（CTH），中国医师协会感染科医师分会青年委员会副主任委员。长期从事感染病临床工作，擅长旅行相关感染和热带病的诊治。对输入性传染病的临床特点和诊治有较深入的研究，曾获得2018年上海科学技术奖二等奖。

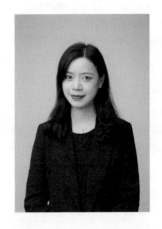

阮巧玲，内科学博士。现任复旦大学附属华山医院感染科主治医师，国家传染病医学中心秘书。主要从事发热和感染性疾病的诊治，主攻结核病的基础和临床研究，执行国家"十三五"重大传染病学专项、国家自然科学基金青年基金项目。入选上海市"医苑新星"青年医学人才计划结业优秀学员、上海市青年科技英才扬帆计划。业余时间管理运营"华山感染"微信公众号。

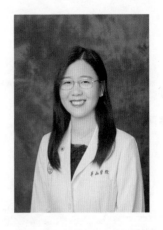

周晛，内科学博士。现任复旦大学附属华山医院感染科医师。主要研究方向为免疫缺陷与感染、结核性脑膜炎治疗及结核感染快速诊断。业余时间参与编写多本医学科普图书。

图书在版编目（CIP）数据

疫苗简史：典藏版/张文宏，王新宇主编. — 上海：
上海教育出版社，2021.8（2021.11重印）
ISBN 978-7-5720-1070-5

Ⅰ.①疫… Ⅱ.①张… ②王… Ⅲ.①疫苗－普及读
物 Ⅳ.①R979.9-49

中国版本图书馆CIP数据核字(2021)第140276号

总　策　划　缪宏才
执行策划　刘　芳　公雯雯
责任编辑　周琛溢
书籍设计　陆　弦
美术编辑　蒋　妤

疫苗简史：典藏版
张文宏　王新宇　主编

出版发行　上海教育出版社有限公司
官　　网　www.seph.com.cn
地　　址　上海市闵行区号景路159弄C座
邮　　编　201101
印　　刷　上海盛通时代印刷有限公司
开　　本　787×1092　1/32　印张7.5　插页5
字　　数　147千字
版　　次　2021年8月第1版
印　　次　2021年11月第2次印刷
书　　号　ISBN 978-7-5720-1070-5/R·0006
定　　价　68.00元